慢性疾患の認知行動療法
アドヒアランスとうつへのアプローチ

著
Steven A. Safren
Jeffrey S. Gonzalez
Nafisseh Soroudi

監訳
堀越　勝
国立精神・神経医療研究センター
認知行動療法センター　センター長

安藤哲也
国立精神・神経医療研究センター
精神保健研究所　心身医学研究部ストレス研究室長

セラピストガイド

Coping With Chronic Illness
A Cognitive-Behavioral Therapy Approach for Adherence and Depression

診断と治療社

Copyright © 2008 by Oxford University Press, Inc

Coping with Chronic Illness : Therapist Guide was originally published in English in 2008. This translation is published by arrangement with Oxford University Press. SHINDAN TO CHIRYO SHA is solely responsible for this translation from the original work and Oxford University Press shall have no liability for any errors, omissions or inaccuracies or ambiguities in such translation or for any losses caused by reliance thereon.

推薦の辞

　いわゆる身体疾患の治療で，身体へのアプローチだけでなく，精神面へのアプローチが重視されるようになってきたという話を近年よく耳にするようになりました。ところが，精神面へのアプローチといわれてもどのようにすればよいか，具体的なアプローチがわからず戸惑っている医療関係者が少なくないように思います。

　そうした人たちの心強い味方である治療者用のセラピストガイドと患者用のワークブックが，ついに日本でも翻訳，刊行されました。この2冊は，原書のシリーズ名がTreatments That Work™ となっていることからわかるように，効果が実証されているアプローチを具体的かつ実践的に紹介する内容になっています。しかも，セラピストガイドとワークブックを提供することで，治療者と患者が力を合わせて治療に取り組めるようになっているところが，いかにも臨床的です。

　内容もきわめて臨床的で，慢性疾患の治療に好ましくない影響を与える二つの要因であるうつ病と低い治療アドヒアランスに焦点が当てられています。身体疾患にかかった人がうつ病などの精神的不調を体験するようになることが多いことは種々の調査から明らかになっています。そうすると，身体疾患の治療経過に好ましくない影響が現れてきます。

　うつ病は，自律神経やホルモンの変調，免疫機能の低下などを通して，直接身体疾患に影響してきます。さらに，うつ病になると，治療に取り組む意欲が薄れてきて，アドヒアランスが低下してきます。いくら医療者が的確な指示を出しても，その指示をきちんと守ることができず，結果的に治療効果が上がらなくなります。もちろんアドヒアランスは，うつ病にかかっていない人の場合でも，身体疾患の治療の大きな阻害要因になります。このように慢性疾患の治療に強く影響するうつ病とアドヒアランスに対して認知行動療法が有効であることがこれまでの研究から実証されてきていますが，この2冊の本ではその具体的な方法が詳しく紹介されています。また，これまで国内外で行動医学の実践に取り組んでこられた堀越　勝先生と安藤哲也先生が監訳されたこともあって，とても読みやすくできあがっています。

　セラピストガイドとワークブックを多くの方が手にとっていただき，臨床に生かしていただくことを願っています。

一般社団法人 認知行動療法研修開発センター
大野　裕

原書のシリーズ監修者による序文
 ——Treatments *That Work*™について

　過去何年にもわたり，ヘルスケアは驚くべき発展を果たしてきました。しかしながら，これまでに広く受け入れられてきたメンタルヘルスと行動医学における介入や治療戦略が，益がないばかりでなく害を引き起こすことさえあるというエビデンスが研究により示され，疑問が呈されるようになりました。また別の介入法は，エビデンスの最も厳しい基準に照らして効果が認められ，その結果として，そうした介入法の実践を社会全体へと広めていくことが推奨されるようになりました。こうした変革の背景には，次のようないくつかの発展があります。第一に，心理的，身体的双方の病理学についてより深い理解ができるようになったことで，新しい，より正確にターゲットを絞り込んだ介入法が開発されるようになってきました。第二に，研究手法が十分に改善され，内的・外的妥当性を脅かす要因の影響を統制できるようになってきたことで，臨床現場により直接的に応用できるアウトカムをもたらすことができるようになってきています。第三に，ケアの質を向上すべきだということ，そのケアはエビデンスに基づくものであるべきだということ，そしてその実現を確実にすることが公共の利益にかなったことであることに，世界中の政府やヘルスケアシステムや政策の立案者が合意しました (Barlow, 2004; Institute of Medicine, 2001)。

　もちろん，臨床家がいつも直面する主要な障害は，新たに開発されたエビデンスに基づく心理学的介入にアクセスできるかどうかです。ワークショップや書籍があったとしても，せいぜい，最新の行動医学的な介入に対して開かれた臨床現場と患者を持っている責任感のある良心的な臨床家たちだけに有益でした。そこで，この新しいシリーズ Treatments *That Work*™* は，そうした刺激的な新しい介入法を，実践の最前線にいる臨床家に届けるために作られたのです。

　本シリーズのマニュアルとワークブックには，特定の問題や診断を査定し，治療する際の手続きが，順を追って詳細に記されています。しかし，このシリーズは，単なる書籍やマニュアルの域を超えて，手続きを実施する臨

---

*Oxford University Press のシリーズ企画。本書の原書 "Coping With Chronic Illness : Therapist Guide" は，同シリーズのなかの1冊である。

床家にとってのスーパービジョンに似た援助が得られるような補助マテリアルを提供しています。

　今のわれわれのヘルスケアシステムにおいては，エビデンスに基づく実践を行うことが，メンタルヘルスの専門家にとって最も信頼のおける行動指針であるというコンセンサスが育ちつつあります。すべての行動的介入を用いるヘルスケアの臨床家は，自分の患者に，できうる限りの最良の治療を提供したいと，こころから望んでいます。このシリーズでわれわれが目指したものは，現場で行われているサービスと，最新の科学的知見とのギャップをなくし，現場でそれを実践できるようにすることです。

　本書と，同時刊行のワークブックは，慢性疾患を抱え，うつが併発している人に対する，うつとアドヒアランスをターゲットとした認知行動療法（cognitive behavioral therapy；CBT）について著したものです。うつは慢性的な病気によくみられるものであり，その人たちが病気とうまくつき合っていく能力を著しく損ないます。うつ状態にある人は，セルフケア行動をあまりしなくなる傾向があります。たとえば，処方されたとおりに薬を飲まなかったり，飲むことをまったく忘れてしまったり，診察の予約を忘れてしまったり，運動や食事を健康的なものにしようとしないなどです。そうした一連のセルフケア行動を積極的に行うようになることが，このプログラムで焦点を当てるところです。治療はうつに対するCBTで用いられる標準的な介入に依拠していますが，慢性疾患を抱える人のために（内容を）精選し，修正しています。とりわけ，セルフケア行動と医療のアドヒアランスについて強調しています。患者は，自分自身でよりよいケアができるようになるために，問題解決や認知再構成といった中核的なスキルを学びます。患者はまた，症状や副作用に対処するために，リラクセーションと呼吸法についても学びます。こうした特有の介入法を伝えるための段階的な指示を備えた本書は，メンタルヘルスの専門家と彼らがかかわる慢性疾患を抱えた患者にとって計り知れないリソースとなるでしょう。

デイビッド・H. バーロウ
Treatments <i>That Work</i>™シリーズ監修者
マサチューセッツ州ボストン

参考文献

　Barlow, D. H. (2004). Psychological treatments. *American Psychologist, 59,* 869-878.
　Institute of Medicine. (2001). *Crossing the quality chasm: A new health system for the 21st century.* Washington, DC: National Academy Press.

監訳の辞

　「病は気から」という言葉があるが，ある意味で古人は身体疾患と精神症状の関係，いわゆる"mind and body"の関係に気づいていたことになる。「病」が先か「気」が先かについては議論の余地があるとしても，おそらく古人は身体疾患のなかには「気が滅入る」，「落ち込む」などの精神的な症状を併存するものがあることを体験し，格言としてそれを残したと考えられる。こうした生活の知恵は，われわれに治療における精神面への介入の重要性を再認識させるのではないだろうか。近年の身体疾患に伴う"comorbidity"(併存症)の研究は，特定の身体疾患に伴う精神症状の存在を明らかにしている。なかでもうつは身体疾患に伴う精神的症状として知られており，2型糖尿病，高血圧，喘息などの慢性疾患に伴ううつは周知のところである。うつは生活の質を落とす疾患の第2位と報告されているように(Vos T. et al, Lancet 2012)，単独でも患者に与える影響は非常に大きく，慢性疾患患者の多くは身体的苦痛と精神的苦悩の両面に悩まされていることになる。そこで，慢性疾患患者の治療にうつへの介入を含むという案は非常に理にかなったことだと考えられる。

　うつに対する介入法としては従来からの薬物療法に加え，近年注目されているものの一つとして認知行動療法(cognitive behavioral therapy；CBT)をあげることができる。CBTは近年諸外国で注目されている精神療法であり，医療，教育，産業など多岐にわたって応用されている。わが国でも，2010年に保険適用が始まり，おもに医師によるCBT介入が実施されるようになった。現時点では諸外国に比べ，わが国のCBTは十分に均霑化されているとは言い難いが，医療分野を中心に徐々に広がりをみせている。CBTについては，治療効果において，無作為割り付け試験を用いるなど強度の高いエビデンスによる有効性が示されており，ある意味で「効く」精神療法という認識も定着してきている。したがって本書が示すように，慢性疾患を抱える患者が自らの病と付き合うためにうつへ介入すること，とくにCBTの常套手段である心理教育から始まる，認知再構成，問題解決技法，行動活性化，リラクセーションなどの一連の手法を用いることは非常に有効な手段であると思われる。さらに，本書では慢性疾患患者を意識して，まず治療を止めずに続けること(アドヒアランス)ができるように働きかけることに重点をおいている。慢性とい

うことは「ずっと長く病んでいる」ということである。したがって,「ずっと治療すること」を重視する必要があるということである。言い換えるならば,本書を邦訳することの意義は,本書が単なる慢性疾患患者のうつに対するCBTの本なのではなく,慢性疾患患者への介入にはうつと同時に治療を続けること,つまりアドヒアランスにも働きかけることが不可欠であることを示している点にある。

　本書が慢性疾患を抱える方々,またその治療にあたる専門職の方々にとって,使いやすく有効なツールとなることを願ってやまない。

国立精神・神経医療研究センター
認知行動療法センター　センター長
堀越　勝

監訳の辞

　日本では，ほとんどの人が一生のうちに何らかの生活習慣病やがん，アレルギー疾患などの慢性の身体疾患にかかります。慢性身体疾患の診断を受け，そのことを受容し，疾患を抱えながら生きていくということは，ごくありふれたことですが，それは決して容易なことではありません。実際，本書でも述べられているように，多くの慢性内科疾患患者がうつや治療へのアドヒアランスの問題を抱えていることがわかっています。援助を必要とする無数の患者さんがいるのです。本書がメンタルヘルスの専門家に，この領域に関心をもっていただく機会になることを願っています。

　慢性内科疾患の治療を急性疾患の治療と比較した場合の特徴として，患者にとってメリットは漠然としてわかりにくいが，デメリットは明確に実感できることがあげられます。本書のなかで本アプローチが有効な疾患の例としてHIV感染症や糖尿病，高血圧などが記述されていますが，これらの疾患では日和見感染発症，重篤な合併症の発症するまではほとんど自覚的な症状はなく，病状は検査の値でしか知ることができません。そのうえ何年，何十年先の合併症のリスクを減らすという治療の目標や効果は，頭では理解できたとしても，いま一つ危機感を持ちにくいものです。一方で，食事療法・運動療法・禁酒・禁煙などによる欲望や自由の制限，定期的な服薬やモニタリングの負担，不快な薬の副作用はすぐにはっきりと体験されます。アドヒアランスがよくないのにはそれなりの理由があることなのです。

　身体疾患患者に心理療法を導入するときに気をつけなければならないのは，しばしば患者の主訴と治療のターゲットとの間にギャップがあるということです。本アプローチの場合であれば，からだの治療を受けに来たのに，うつの治療をされることへの戸惑いや不快感，アドヒアランスの問題を非難される不安などが予想され，十分配慮することが必要と思われます。担当する患者の疾患やその治療についてよく知ること，疾患による苦痛や治療の苦労をよく聞いて，共感的に理解しラポールをつくることや，心理教育や動機づけに力を入れることはその後の段階をスムーズに進めるための鍵となることでしょう。

　本書が少しでも多くの臨床家の役に立ち，患者さんの助けになることを願っております。

国立精神・神経医療研究センター
精神保健研究所　心身医学研究部ストレス研究室長
安藤　哲也

目次

- 推薦の辞 iii
- 原書のシリーズ監修者による序文 iv
- 監訳の辞 vi

第1章　セラピストのための基礎知識 1

❶ 背景となる情報と本プログラムの目的　1　　❷ 問題の焦点：慢性疾患におけるうつとアドヒアランス　2　　❸ うつのさまざまなタイプ：診断基準　5　　❹ プログラムの作成とエビデンス　8　　❺ CBT-AD の概念的基礎　14　　❻ 本治療プログラムのリスクと利益　14　　❼ 代わりとなる治療　15　　❽ 薬物治療の役割　16　　❾ 本治療プログラムの概略　16　　❿ ワークブックの利用　17

第2章　疾患ごとのアドヒアランスのポイント 19

❶ AIDS/HIV 感染症　19　　❷ 糖尿病　24　　❸ CBT-AD が適用できるその他の医学的問題　29　　❹ まとめ　37

第3章　モジュール1：CBT についての心理教育と動機づけ面接 39

❶ アジェンダ設定　39　　❷ CES-D によるうつの重症度のふり返り　40　　❸ アドヒアランスと医学的な変化のふり返り　41　　❹ うつとアドヒアランス　41　　❺ うつの要素　43　　❻ うつの CBT モデル　44　　❼ うつのサイクル　46　　❽ 治療の焦点　46　　❾ うつを緩和することへの動機づけ　47　　❿ 動機づけのたとえ話　48　　⓫ 動機づけ練習：変化するメリットとデメリット　49　　⓬ 治療のフォーマット　50　　⓭ 治療についての考えを取り扱う　55

第4章　モジュール2：アドヒアランス向上練習（ライフステップ） ... 57

1 アジェンダ設定　59　　2 CES-D によるうつの重症度のふり返り　60　　3 アドヒアランスと医学的な変化のふり返り　60　　4 前のモジュールのふり返り　61　　5 ライフステップ：アドヒアランスとセルフケアの向上　62　　6 ライフステップ　70　　7 手順のふり返り　83　　8 フォローアップ（任意で）　83

第5章　モジュール3：活動計画 ... 85

1 アジェンダ設定　85　　2 CES-D によるうつの重症度のふり返り　86　　3 アドヒアランスと医学的な変化のふり返り　86　　4 これまでのモジュールとホームワークのふり返り　86　　5 活動計画　87　　6 活動リスト　87　　7 週間活動記録表　88

第6章　モジュール4：認知再構成（適応的な考え方） ... 95

認知再構成　パートⅠ

1 アジェンダ設定　95　　2 CES-D によるうつの重症度のふり返り　96　　3 アドヒアランスと医学的な変化のふり返り　96　　4 これまでのモジュールとホームワークのふり返り　96　　5 認知再構成　97　　6 考え方のくせ　99　　7 自動思考　103　　8 次のセッション　107

認知再構成　パートⅡ

9 アジェンダ設定　109　　10 CES-D によるうつの重症度のふり返り　109　　11 アドヒアランスと医学的な変化のふり返り　110　　12 これまでの資料とホームワークのふり返り　110　　13 合理的反応　111　　14 コーチングについてのたとえ話　111　　15 合理的反応の形成　114　　16 現実の状況で自動思考を検証する　118　　17 中核信念　118

第7章 モジュール5：問題解決 121
　1 アジェンダ設定　121　　2 CES-D によるうつの重症度のふり返り　122　　3 アドヒアランスと医学的な変化のふり返り　122　　4 これまでのモジュールとホームワークのふり返り　122　　5 問題解決　123　　6 問題解決練習　124　　7 問題解決の五つのステップ　124　　8 大きな課題を扱いやすいステップに分ける方法　128

第8章 モジュール6：リラクセーション練習と腹式呼吸 131
　1 アジェンダ設定　131　　2 CES-D によるうつの重症度のふり返り　132　　3 アドヒアランスと医学的な変化のふり返り　132　　4 これまでのモジュールのふり返り　132　　5 呼吸法の再練習　134　　6 腹式呼吸法　134　　7 リラクセーション法（漸進的筋弛緩法）　135

第9章 今までのふり返りとメンテナンス・再発予防 139
　1 アジェンダ設定　139　　2 CES-D によるうつの重症度のふり返り　139　　3 アドヒアランスと医学的な変化のふり返り　140　　4 前回のセッションのふり返り　140　　5 これまでのモジュールとホームワークのふり返り　140　　6 患者が自分自身の治療者になっていくことについて話し合う　141　　7 患者の進歩　142　　8 治療ツールの有用性　142　　9 メンテナンス，再発予防，治療の終結　145

参考文献 148
索　引 160
・原著者紹介 163
・訳者一覧 165

記入用紙一覧

記入用紙	掲載頁，（　）内は記入例
週間アドヒアランスチェック用紙	42
うつの認知行動（CBT）モデル	45
動機づけ練習： 変化することのメリット・デメリット	（50）
進捗状況記録表	52，（53）
ホームワーク得点記録表	54
アドヒアランス目標用紙	（67）
治療計画	（77）
活動リスト	90
週間活動記録表	（93）
思考記録表	（105），（117）
問題解決用紙	（125），（126）
治療ツールと有用性	143
症状とスキルのチャート	147

第1章　セラピストのための基礎知識

1. 背景となる情報と本プログラムの目的

　本書と本書に対応するワークブック[*1]は，慢性疾患とうつの両方を抱えた方の，うつとアドヒアランスをターゲットとした認知行動的な治療について書かれたものです。ここでは，この治療プログラムをアドヒアランスとうつのための認知行動療法(cognitive-behavioral therapy for adherence and depression；CBT-AD)として紹介します。

　うつは慢性的な内科疾患を抱えた人には広くみられるもので，自らの疾患を管理する能力を著しく妨げるものです。慢性的な内科疾患とうつの両方を抱えた患者[*2]は，うつを伴わない慢性的な内科疾患を抱える人よりも苦痛はより大きく体験され，医学的転帰(死亡率を含む)はより悪化します。うつは，うつに関連する生化学的な変化を通して直接的に疾患に影響を与えるという研究結果が示されていますが，うつを伴う人において医学的転帰がより悪化するという理由から，うつが，治療のアドヒアランスの低さのような好ましくないセルフケア行動の原因の一つになるかもしれないことが指摘されています。

　慢性疾患とうつを抱える人は多様なニーズをもっています。さまざまなニーズに取り組むため，本書は，一つのプログラムをいくつかの要素に分け

[*1] 本書で「ワークブック」とは，『慢性疾患の認知行動療法　アドヒアランスとうつへのアプローチ　ワークブック』(診断と治療社)を指す。
[*2] 原書では client と patient を使い分けているが，日本では，慢性疾患を抱える方々と治療者が接するおもな機会として想定されるのは，医療現場である。このため本書は client，patient ともに「患者」と訳した。

るモジュール式で作られています。治療の各モジュールは、うつに対する認知行動療法（cognitive-behavioral therapy；CBT）で用いられている標準的な介入に基づいています。セルフケア行動や治療のアドヒアランスといった、慢性疾患を抱える人に適したモジュールが選ばれています。うつを伴う内科疾患を管理したり、同時にアドヒアランスを高めたりすることは簡単ではありません。そのため、治療者の柔軟性が鍵となります。たとえば、治療者の柔軟性は、個人のニーズを把握しながらどのモジュールを実施するか、あるいはどのモジュールを続けて行うかを判断するうえでも必要です（筆者は最初に心理教育の実施を推奨しています）。各モジュールのセッション数も、臨床像や患者のニーズによって変わってきます。加えて、慢性疾患とうつを抱える人はしばしば、多くの重大な生活上のストレスを頻繁に経験します。治療者の柔軟性は、アジェンダ（セッション中に取り組む課題）を設定したり、アジェンダを着実に実行するうえでも必要です。本書は、ストレスの多い生活上の出来事が生じた際に、患者に必要となる心理社会的なサポートを提供します。治療者の柔軟性は本書に記載されている対処スキルを教えるためにも必要です。

2. 問題の焦点：慢性疾患におけるうつとアドヒアランス

　うつを扱うメンタルヘルスの専門家は、慢性的な内科疾患とうつが併存した患者に出会うことがよくあります。内科疾患を抱える人のうち30％もがうつを経験しており、内科疾患に併発するものとしてうつが最もよくみられる症状であることを示唆する研究結果もあります。ヒト免疫不全ウイルス(human-immunodeficiency virus；HIV)感染症（例：Dew et al., 1997；Rabkin, 1996）や糖尿病（例：Anderson, Freedland, Clouse, & Lustman, 2001；Egede, Zheng, & Simpson, 2002）、心疾患（例：Januzzi, Stern, Pasternak, & DeSantis, 2000；Frasure-Smith, Lesperance, & Talajic, 1995b）、がん（例：Spiegel & Giese-Davis, 2003；Pirl & Roth, 1999）、脳卒中（例：Morris, Robbinson, Andrzejewski, Samuel, & Price, 1993）や一般に生命を脅かす疾患（Silverstone, 1990）といったさまざまな疾患に関する研究において、うつの高い有病率が示されています。うつを併発している内科疾患患者の割合は地域では2〜5％、プライマリケアでは5〜10％、そして併存する内科疾患を抱える患者では6〜14％あるいはそれ以

上であるとされています(Katon & Ciechanowski, 2002；Wells et al., 1991；Katon & Sullivan, 1990)。

なぜうつと慢性疾患は重なり合うか？

　うつと慢性疾患が重なり合うことについて，多くの理由が考えられます。慢性疾患を抱えると精神的にも疲れてしまい，自分が楽しいと感じられる活動に取り組む機会を制限してしまいます。疲労などの身体症状は，人が通常行う活動を続ける能力を妨げ，また機能の低下ももたらします。症状が強まったり弱まったりする疾患に慣れようとしても，やはり気持ちは動揺させられます。やがて考え方にも影響し，コントロールを失ったように感じられたり，人生の目標を変えなくてはならないように感じられたりすることもあります。こうした要因が一緒になって，苦しみとうつの両方，またはいずれか一方をもたらすと考えられます。

　いくつかのケースでは，うつと慢性疾患の関係は循環的です。たとえば糖尿病では，活力ややる気の低下，問題を解決することが困難になるといったうつ症状は自己治療に悪い影響を与え，高血糖を引き起こします。そして今度は，高血糖や合併症の脅威によって，絶望感や自責，無力感などが引き起こされます。HIV感染症では，うつは治療アドヒアランスを低めたり，ホルモンであるコルチゾールレベルを低下させ免疫機能の悪化を引き起こします。このホルモンは副腎で生成され，血圧や心血管機能，蛋白や炭水化物，脂質の体内利用などを調整するのに役立ちます(Antoni et al., 2005)。免疫機能の悪化により，さまざまな感染症リスクを高め，症状や障害をもたらし，結果としてうつの悪化につながります。したがって，慢性疾患とうつを抱える患者はうつや疾患を悪化させる悪循環を経験するといえます。だからこそ，うつの低減とセルフケアの改善の両方を目的とした介入が求められているのです。

慢性疾患に伴ううつは費用がかかり，障害を悪化させる

　慢性的な内科疾患の治療において，うつは非常に費用がかさみます。たとえば糖尿病では，うつを抱える患者はそうでない患者に比べ，およそ2倍の処方薬が出されており，2倍も多く外来診療に訪れ，4.5倍も多く総医療費を支払っているとされています(Egede et al., 2002)。機能障害の割合は，糖尿病

でないうつの人(51.3%)、うつではない糖尿病の人(58.1%)、うつでも糖尿病でもない人(24.5%)とそれぞれ比べると、うつと糖尿病を併発している人(77.8%)でかなり多くみられます(Egede, 2004)。糖尿病では、うつが重大な機能障害をもたらし、生活の質を低め、さまざまな障害をもたらします(Bruce, Davis, & Davis, 2005；Goldney, Phillips, Fisher, & Wilson, 2004)。また、死亡率のリスクは2倍以上といわれています(Katon et al., 2005)。

慢性疾患を扱う医療場面、および地域においても、うつは死亡率の増加と関連しています(例：Cuijpers & Schoevers, 2004)。慢性疾患の医療場面では、治療へのアドヒアランスの低下はうつが死亡率に影響を与えるメカニズムのひとつであると考えられています。

うつは医療行動やセルフケア行動に影響する

うつの人はそうでない人よりも推奨される医学的治療へのアドヒアランスの低さが3倍にのぼるとされています(DiMatteo, Lepper, & Croghan, 2000)。慢性疾患を患う人々、たとえば心筋梗塞後の人たち(Ziegelstein et al., 2000)、化学療法を受けるがん患者(Valente, Saunders, & Cohen, 1994)における治療へのアドヒアランスの低さとうつとの関連性が一連の強力な証拠によって支持されています。筆者らの研究グループ(Gonzalez et al., 2004；Safren et al., 2001)や他のグループ(例：Singh et al., 1996；Simoni, Frick, Lockhart, & Liebovitz, 2002)は、HIV感染症において、非常に強いうつはHIV感染症のための薬物治療へのアドヒアランスの悪化と関連していることを明らかにしています。こうした研究結果により、うつとアドヒアランスの低さとの強い関係性が示唆されており、またうつと身体疾患を患った人のアドヒアランスを高めるための介入の必要性が指摘されています。

慢性疾患を抱える人に潜むうつ

うつを合併する患者のほぼ半数は、うつと気づかれずに、ヘルスケアシステムで治療されないままになる可能性があります。たとえば、糖尿病の患者で正確にうつと認識された患者において、12か月間の期間で43%の人は一つ以上の抗うつ薬の処方を受けており、7%以下の人が4回以上の心理療法のセッションを受けていました(Katon et al., 2004)。Rodin, Nolan, & Katz(2005)は医療システムにおいて、うつが過小診断されたり過少治療されたりするこ

とについて，いくつかの考えられうる理由に言及しています。それは，うつ症状と疾患による症状が重複することや，深刻な診断を受けたことによる自然な反応としての悲しみなのか，臨床的なうつなのかの区別がつきにくいことが挙げられます。しかし，内科疾患におけるうつは薬物治療とCBTの両方を用いて治療が可能です。本書では，うつの治療についてだけでなく，治療のアドヒアランスを改善させるスキルを教えるためのCBTを紹介しています。

3. うつのさまざまなタイプ：診断基準

　以下に挙げるのは『精神疾患の分類と診断の手引(Diagnostic and Statistical Manual of Mental Disorders 4th Edition〈DSM-IV-TR〉; American Psychiatric Association, 2000)』[*3,4]に掲載されている診断基準で，大うつ病，気分変調性障害，そして躁とうつの特徴をもつ双極性障害といった，最もよくあるうつのタイプについて書かれています。本書で紹介する治療マニュアルは，おもに単極性のうつを抱える人たちを対象に作られています。しかし，筆者らの研究では現在[*5]，うつ的で，ここ最近は躁や軽躁エピソードを認めない双極性障害の人たちも含まれています。本書は双極性障害であっても，現在，うつ的である人たちには利用可能だと筆者らは考えています。

　躁病エピソードの存在が認められる場合には，気分の安定を図るために他の介入が必要ですが，本書ではそのことについては取り上げていません。同様に，本書はうつ病の臨床診断をきちんと受け，うつの症状が認められる患者に使うことを念頭において作成されていますが，低い水準のうつであってもセルフケアや医療のアドヒアランスに悪影響を及ぼすという証拠があります（例：Gonzalez et al., 2007）。本書で示す方法は，たとえ診断基準を満たさないようなうつ症状を示す患者にも使えるように修正することも可能です。

大うつ病性障害

　大うつ病性障害は単一の，もしくは頻発するうつ病エピソードが存在し，躁病もしくは軽躁病の症状が存在しないことを特徴としています。"DSM-IV-

---

[*3] 2013年に第5版であるDSM-Vが刊行されており，2014年に日本語版が発刊されている。
[*4] 本書では，疾患名を原文に則り，DSM-IV-TRの日本語版に合わせた。
[*5] 本書では，原書の"recently"，"currently"といった語を，原則として原書に忠実に「現在」「今」「最近」などと訳した。原書刊行は2008年である。

TR"(APA, 2000, p.356)による特定基準は以下のとおりです。

A) 単一の大うつ病エピソードの存在
  1. 以下の9つの症状のうち,少なくとも5つが同じ2週間もしくはそれ以上の間に存在し,ほとんど1日中,ほとんど毎日みられ,病前の機能からの変化を起こしている。これらの症状のうち少なくとも1つは(a)抑うつ気分,あるいは(b)興味の喪失である。
     a. 抑うつ気分。小児や青年ではイライラした気分もありうる。
     b. すべて,またはほとんどすべての活動における興味,あるいは喜びの著しい減退。
     c. 著しい体重減少,あるいは体重増加(食事療法をしていないのに1か月で体重の5%以上の変化)。食欲の減退または増加。小児の場合,期待される体重増加がみられないこともある。
     d. ほとんど毎日の不眠または睡眠過多。
     e. 精神運動性の焦燥または制止。他者によって観察可能なもの。
     f. 易疲労性,気力の減退。
     g. 無価値感,または過剰な罪責感(病気になったことに対する罪の意識ではない)。
     h. 思考力や集中力の減退,または決断困難。
     i. 死や自殺についての反復思考(はっきりとした計画がある場合とない場合がある),または自殺企図
  2. 症状は混合性エピソードの基準を満たさない。
  3. 症状は著しい苦痛,または社会的,職業的,または他の重要な領域における機能の障害を引き起こしている。
  4. 症状は物質使用(例:アルコール,乱用薬物,投薬)または一般身体疾患によるものではない。
  5. 症状は愛する者を失ったことによる死別反応ではうまく説明されない。症状が2か月以上続き,著名な機能不全,無価値であることの捕われ,自殺念慮,精神病性の症状,精神運動制止がある。
B) 他の障害では大うつ病エピソードをうまく説明できない。
C) 躁病エピソード,混合性エピソード,または軽躁病エピソードが存在したことがない(エピソードは一般身体疾患,または物質使用によるものではない)。

気分変調性障害

気分変調性障害は慢性的で持続する低水準のうつ症状が長期間にわたることが特徴です。"DSM-IV-TR"（APA, 2000, p.380～381）による特定基準は以下のとおりです。

A）抑うつ気分がほとんどいつも，ほとんど毎日存在し，少なくとも2年間続いている。小児や青年では気分はイライラ感であることもあり，また期間は少なくとも1年間はなければならない。
B）抑うつの間，以下の症状のうち少なくとも2つが存在すること。
　1．過食，または食欲の減退
　2．過眠，または不眠
　3．疲労，または気力の減退
　4．自尊心の低下
　5．集中力低下，または決断困難
　6．絶望感
C）この障害の2年の期間中（小児や青年については1年間），一度に2か月を超える期間，症状がなかったことはない。
D）この障害の最初の2年間（小児や青年については1年間）は大うつ病エピソードが存在したことがない。
E）躁病エピソード，混合性エピソード，軽躁病エピソードがあったことはない。
F）症状は他の精神病性障害の経過中にのみ起こるものではない。
G）症状は物質使用（例：アルコール，乱用薬物，投薬，毒物）あるいは一般身体疾患によるものではない。
H）症状は著しい苦痛，または社会的，職業的，または他の重要な領域における機能の障害を引き起こしている。

双極スペクトラム障害

双極スペクトラム気分障害（例：双極Ⅰ型，双極Ⅱ型，気分循環症）は人が軽躁病エピソードや躁病エピソードを経験する点で単極性のうつ障害とは区別されます。「双極」という言葉は，個人が両極端の感情，すなわちあるときはうつ気分，またあるときは強い高揚感を経験するという理由から用いられ

ています。双極Ⅰ型の人は躁病エピソードを経験し，双極Ⅱ型の人は躁病エピソードよりも重くない軽躁病エピソードを経験します。そして気分循環症の人は低水準のうつ気分と軽躁病エピソードを経験します。現在，躁病あるいは軽躁病エピソードがみられない場合，またこれらのエピソードが安定している場合に限り，本書は双極性障害を抱える人にも適用できると筆者らが考えていることを思い出してください。

4. プログラムの作成とエビデンス

　このアプローチの実証的な基盤はいくつかの情報源をもとにしています。第1に，医療にかかっていない人を対象にしたうつに対する治療研究の多くでCBTの有効性が示されていることです。第2に，医療場面におけるうつに対するCBTアプローチの研究が報告されています。こうした研究により，内科疾患を患う患者，とくにHIV感染症や糖尿病の患者を対象としたCBTの有効性が示されてきています。第3に，筆者らの研究によってアドヒアランスのための認知行動的な介入(本書の第2モジュールに書かれてあります)に関する実証的な基盤が支持されていることです。この研究では，HIV感染症の患者を対象に医療におけるアドヒアランスを改善させることに成功しています。そして最後に，HIV感染症とうつを抱える人たちを対象に，本書に記載されている介入を用いて無作為化臨床試験[6]を一つ，そして非盲検化症例シリーズ研究[7,8]を二つ完遂させたことです。本書の執筆の時点で，筆者らは国立衛生研究所においてHIV感染症や糖尿病における本アプローチの独立した二つの無作為化比較試験の継続評価を実施しています。

うつに対するCBT研究

　30年以上にもわたる研究で，CBTがうつの治療に有効であることが一貫して立証されてきました。そして多くの研究において，CBTが薬物治療と同等

---

[6] 無作為化比較試験とは介入研究の一つであり，研究の対象者を無作為(ランダム化)に二つの群(何らかの介入を行う介入群・何もしない，あるいは従来から行われている治療などを行う統制群)に分け，介入効果の比較を行うもの。
[7] 非盲検化とは，研究の対象者がどの治療群に割り付けられたかについて，研究にかかわるスタッフに明らかになっているもの。逆に盲検化とは研究スタッフに割り付けが明らかにされていないものを意味する。
[8] 症例シリーズ研究とは観察研究の一つであり，ある疾患を患った患者の過去の治療内容や予後などを集計して一覧化する方法。

の効果，あるいはそれ以上の効果であることが示されています(Dobson, 1989；Robinson, Berman, & Neimeyer(1990)などのレビューやメタ分析を参照のこと)。CBTは，抗うつ薬では十分によくならなかったうつの残存症状にも効果が示されることもわかっています(Deckersbach, Berman, & Neimeyer, 2000；Otto, Pava, & Sprich-Buckminster, 1996)。

うつに対するCBTは，薬物療法よりも一般的に再発率が低いとされています(Blackburn, Eunson, & Bishop, 1986；McLean & Hakstian, 1990；Simons, Murphy, Levine, & Wetzel, 1986)。また，CBTを受けた患者の再発予防に関しても，薬物療法のみを実施した人たちと変わらないことが示されています(Evans et al., 1992；Fava et al., 1995；Fava et al., 1996；Fava, Rafanelli, Grandi, Canestrai, & Morphy, 1998；Paykel et al., 1999；Simons et al., 1986；Teasdale et al., 2000)。たとえばFava, Rafanelli, Grandi, Conti, & Belluardo(1998)は抗うつ薬の治療を受けている慢性のうつ(三つ以上のエピソード)の患者を対象に，CBTを受けた人たちと臨床管理のみを実施した人たちを比較しました。CBTと投薬管理を受けた人たちの25％で再発がみられたのに対し，投薬のみの臨床管理を受けた人たちの80％の人が2年後の評価時に再発していました。

高いアドヒアランスを求められる内科的疾患におけるうつに対するCBT

本書の以降の章で紹介されるアプローチは，うつに対するCBTとアドヒアランスを高めるためのアプローチを統合したものです。これまでの研究でも，内科疾患にみられるうつに対する認知行動療法や認知行動的なストレスマネジメントは取り上げられてきていますが，アドヒアランスへの介入を具体的に取り扱ったものはありません。筆者らは最近，HIV感染症の患者を対象にした研究かつ無作為化比較試験を行ったものに注目して，これまでの研究をふり返りました(Olatunji, Mimiaga, O'Clereigh, & Safren, 2006)。その結果，四つの研究でうつを直接扱っていて，五つの研究で苦痛やストレスマネジメントをターゲットにしていました。ふり返りの結果，内科疾患を患っていない人たちのうつに対するこれまでのCBT研究の結果のとおり，HIV感染症にみられるうつに対するCBTは有益で効果があると考えられました。

筆者らは同様に，糖尿病といった高い水準のアドヒアランスが求められる

他の疾患に関する文献もふり返りました。Lustman, Griffith, Freedland, Kissel & Clouse(1998)は，大うつ病を伴った51人の2型糖尿病患者を対象としたCBTの無作為化比較試験を実施しました。この研究では，試験を通してすべての患者が糖尿病に関する教育プログラムに参加しましたが，CBT介入では糖尿病のセルフケアについては具体的に取り扱っていませんでした。CBTを受ける人たちと，教育のみを受ける人たちに無作為に割り付けられたその研究の結果は，CBTがうつ症状を効果的に低減させることが示され，CBTを実施した治療群の85％は試験を完遂したうえでうつの寛解がみられたのに対し，教育のみの統制群では27％のみでした($p<.001$)。6か月後のフォローアップ時では，CBT実施群と統制群の寛解率はそれぞれ，33％と70％でした($p=.03$)。他の研究でも，必要に応じて対象者に行う介入レベルを高くするような段階的な治療アプローチを用いて糖尿病患者のうつに対してCBTを上手に適用したものもあります（例：Katon et al., 2004；Williams et al., 2004）。

ライフステップ：アドヒアランスのための単一セッション

CBT-ADの背景にある考え方は，筆者らが以前行った「最小限の」アドヒアランス介入の無作為化比較試験に端を発しています。それは単一セッションのアドヒアランス介入であり，併存するうつに取り組むものではありません。この介入では，HIV感染症の薬物治療を上手に守るのに必要な情報提供，問題解決，そして認知行動的なステップといった一連の方法をターゲットとしています。この介入の記載は本書の第4章に紹介されていますが，"Cognitive and Behavioral Practice"(Safren, Otto, & Worth, 1999)という雑誌でもみることができます。その無作為化比較試験の結果はSafren et al.(2001)にその詳細が記載されています。

ベースライン（介入を実施する前）では，アドヒアランスに関する要因の関連性について検討しました。その要因にはうつ，自己効力感，HIV感染症やHIV感染症の薬物治療に関する処罰信念，そしてソーシャルサポートなどが挙げられました。その結果，要因同士ですべてにおいて有意な結果が示されました。ところが，アドヒアランスの固有の予測因子となるものを検討したところ，うつのみ統計的に有意な予測因子となることがわかりました。

次に，アドヒアランスに問題がみられる患者を，アドヒアランス介入を受

ける群と受けない群に無作為に割り当てました。この研究の参加者は，過去2週間で処方されたHIV感染症に対する抗レトロウイルス薬をきちんと服用しないと報告した対象者から抽出された49名の男性と7名の女性でした。おもな結果変数は，過去2週間の服薬アドヒアランスに関する自己報告得点でした。2週間後，この介入を受けた人たちは受けなかった人たちに比べ，ベースラインから2週間でアドヒアランス得点が統計的にも有意で大きな変化を起こしていたのです。12週間後のフォローアップの結果，0～12週のアドヒアランスでも統計的に有意な改善がみられていました。条件の有意な主効果はみられず，群間における時間と条件の有意な交互作用もみられませんでした。

　これらの結果は，簡易的なアドヒアランス介入がおおよそ有用である可能性を示唆しています。一方，この研究で対象となった人たちのベースライン時のうつの水準が高く，うつが介入結果と相互に関連していました。このことから，うつに対するCBTとこのアドヒアランスの介入を統合しようと考えるようになったわけです。

抗HIV治療におけるCBT-AD研究

　本書で紹介する介入をCBT-ADとよんでいますが，この介入は薬物乱用を認めないHIV感染症とうつを抱える人たちを対象とした一つの非盲検化症例シリーズ研究，および一つの非盲検化試験によって研究されてきました。無作為化試験は，米国国立精神保健研究所の助成金によって行われました（Grant No. MH066660）。また継続中の研究で，メサドン維持療法を受けているHIV感染者を対象とした研究は米国国立薬物乱用研究所の助成金も受けています（Grant No. DA018603）。このプロジェクトは症例シリーズ研究を一つ終え，無作為化比較試験を進行中です。

　筆者らが最初に行った症例シリーズ研究は，他の男性と性交渉した結果，HIVに感染した男性を対象にしました。参加者は5名の男性で，それぞれ，障害を抱えた40代半ばのアフリカ系アメリカ人の男性，定職に就く30代前半の白人男性，障害を抱えた40代後半の白人男性，障害を抱えパートタイム勤務の40代後半のアフリカ系アメリカ人の男性，そして定職に就き比較的高い社会経済的地位をもつ50代前半の白人男性でした。ベースライン時，すべての参加者は定期的な抗うつ薬の治療を受けていたにもかかわらず，大うつ

病性障害の診断基準を満たしており，すべての参加者は HIV 感染症の薬物治療を守ることに問題を抱えていました。治療を進める間，電子ピルによって評価された抗レトロウイルス薬へのアドヒアランスは上昇し，ベック抑うつ質問票(Beck Depression Inventory〈BDI〉；Beck, Ward, Mendelson, Mock, & Erbaugh, 1961)によって評価されたうつは軽減しました。4 セッションを終えたところで 1 名の参加者が継続できなくなりましたが，治療後に行うアセスメントには参加する同意が得られました。DSM-IV による構造化臨床面接の結果，5 名の参加者のうち 1 名のみ治療実施終了時でまだ DSM-IV の大うつ病性障害の基準を満たしていましたが，この人は治療実施後の時点で臨床全般印象度(clinical global impression；CGI＜うつの重症度を 1〜7 点で評価するもの＞ National Institute of Mental Health, 1985)のうつ得点では比較的低くなっており(3 点＝軽度)，治療実施前では臨床的に有意に高い得点だった方でした(5 点＝中等度)。すべての参加者において，少なくとも治療の前後で CGI 得点が 2 点下がっており，臨床的に有意な改善がみられていました。

　筆者らが最初に行った CBT-AD の無作為化比較試験は今終えたばかりです(Safren et al., 2006)。この研究では，HIV 感染症とうつ(大うつ病，あるいは現時点で躁病エピソードがない双極性障害)を抱えた患者が，HIV 感染症の薬物治療のアドヒアランスと，うつを取り上げた CBT-AD の全セッションを受ける群と，先述した抗 HIV 薬物治療のアドヒアランスのための単一セッション介入(本書の第 1 モジュール；Safren et al., 1999；Safren et al., 2001)の群に無作為に割り当てられました。両群ともに，患者のかかりつけ医がさらなる紹介を希望したり精神症状への投薬の変更を希望したりした場合には，筆者らはうつの症状や他の精神科診断を書いた紹介状を送りました。これはクロスオーバーデザインで実施したもので，アドヒアランス介入に割り当てられた人が最初のアセスメント終了時に希望すれば CBT-AD 介入群に回ることができました。参加者には二つのフォローアップのアセスメント，それぞれ介入終了の 3 か月後(割り付けからおよそ 6 か月後)，割り付け後 12 か月後に行いました。最初のアドヒアランスは電子ピルによるデータに基づいています。電子ピルとは，薬が入っているボトルを患者が適切な時間に開けたかどうかを見るもので，介入実施前の 2 週間にわたって評価しました。最初のうつの評価は CGI とハミルトンうつ病評価尺度を用いました。これは独立評価者によって評価されるもので，割り付けられた治療については伏せたかたち

にしました。参加者には BDI にも回答してもらいました。

　42 人の参加者(無作為化された 45 人のうち)が，介入実施の前後で行ったアセスメントを完遂しました。うつに対する CBT の多くの研究とは違って，この研究の対象者にはかなりの精神科疾患の合併が認められました。42 人のアセスメント完遂者のうち，64％($n=27$)は少なくとも一つの他の DSM による診断がついており，38％($n=16$)で二つの付加的診断がみられました。CBT-AD 介入に割り付けられた人たちには他に割り付けられた人たちよりも，介入後のアセスメント時でアドヒアランスとうつにおいて有意な大きな改善がみられ，大きな効果量が得られました。3 か月フォローアップ時では，CBT-AD を受けた人たちはその効果を維持しており，割り付け後に CBT-AD に移った人たちでもベースラインと比べて有意な改善がみられました。この結果は，治療割り付けがわからないようにした独立評価者によって評価されたうつ，そして BDI によって自己報告された症状でみられました。アドヒアランスの結果は電子ピルを用いた目標時間の 2 時間以内でアドヒアランスの割合で示されました。

　現在，筆者らはさらに複雑な人たちを対象にしてこの介入の適用可能性について検証しています。その対象とは，オピオイド依存のためにメサドン維持療法を受けている，HIV 感染症とうつを抱えた人たちです。一つの非盲検試験を終え，本格的な有効性研究が進行中です。非盲検試験は，ヘロイン依存のためメサドン維持療法を受けている 5 名の HIV 感染者(女性 4 名，男性 1 名)が参加しています(Soroudi et al., 2008)[*9]。この非盲検試験はアドヒアランスやうつに対して臨床的に有意な改善が得られることを明らかにしたものでした。自己報告で毎週評価する方法(BDI)で評価されたうつにおいて段階的な改善がみられただけでなく，治療前後のアセスメントで電子ピルによって測定されたアドヒアランスでも段階的な改善が認められました。

　最後に，筆者らは現在，2 型糖尿病とうつを抱える人たちへの介入を 2 群の無作為化比較試験で検証しています。CBT-AD 介入を受ける人たちは統制群の人たちと比べて，うつと糖尿病のセルフケア行動の両方でより大きな改

[*9] 原書執筆時点で進行中であった研究が発表されたもの。

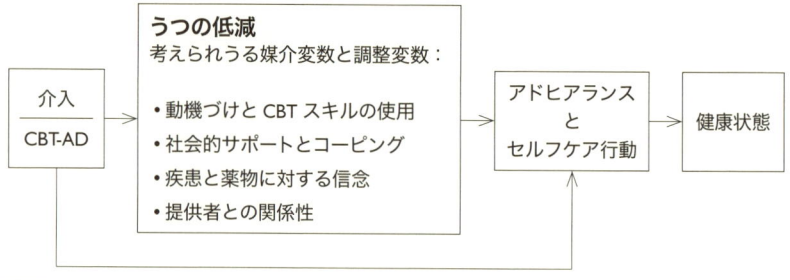

図 1.1　うつとアドヒアランスの認知行動モデル

善がみられると仮説を立てています。また，こうした変化が糖尿病のよりよいコントロールをもたらすとも予想しています[*10]。

5. CBT-AD の概念的基礎

　アドヒアランスとうつのための認知行動療法は図 1.1 で描かれたモデルに基づいています。これによれば，うつの症状（たとえば，集中困難，興味の消失，自殺念慮など）や関連する問題（たとえば，問題解決困難，動機づけの低さなど）は治療方針へのアドヒアランスに求められる行動を妨げます。慢性疾患において，病気の症状はうつ症状の一因ともなります。その逆もまたしかりです。それゆえ，筆者らのモデルはスキル学習に基づく心理社会的アプローチを用いたうつの治療を仮定しています。これにより，治療方針へのアドヒアランスを援助することができ，心理社会的な問題やかつ医学的な転帰が改善されると考えるわけです。

6. 本治療プログラムのリスクと利益

　ここで紹介しているものは心理社会的な行動介入であるため，このプログラムに参加することで生じる医学的なリスクはみられません。認知行動療法

[*10] その後，2 型糖尿病患者を対象とした無作為化比較試験が実施され，本書の仮説のとおり，CBT-AD がうつや糖尿病のセルフケア行動（血糖のモニター）に有効であることが示された（Safren S. A., Gonzalez J. S., Wexler D. J., Psaros C., Delahanty L. M., Blashill A. J., et al.(2014). A randomized controlled trial of cognitive behavioral therapy for adherence and depression(CBT-AD)in patients with uncontrolled type 2 diabetes. *Diabetes Care*, 37, 625-633）。

は指示的な，スキル学習に基づく介入法です。効果が示されないというリスクはつねに存在します。この場合，患者は悲しんだり，動揺したり，継続するうつの症状に対して無力感を感じたりするかもしれません。治療者には患者に生じうるリスクについて検討すること，また介入において効果がみられなかったことの考えられうる理由を探すことが求められます。他のうつの治療でも行われるように，治療者は積極的に自殺傾向を観察し，必要に応じて付加的な治療，あるいはさらに集中的な治療(たとえば，部分入院または入院，精神薬理学的なコンサルテーション，投薬量を増やす，投薬を変えるなど)のために他機関に紹介する準備をしておく必要があります。

この治療プログラムには，多くの利益が見込まれます。うつは苦しいものであり，身動きがとれず不自由さを感じる状態であるといえます。うつはそれ自体，人の全体的な生活の質に重大な影響を与えます。この治療プログラムは，うつと個人の健康管理へのアドヒアランスの両方をターゲットにしています。うつの特定の症状(集中困難，興味の消失)あるいはそれに関連する症状(動機づけの低さ，問題解決困難)は，確実に慢性疾患の治療方針を守ろうとする能力を妨げます。HIV感染症において，服薬のアドヒアランスは治療の成功には不可欠です。糖尿病では，血糖のモニター，インスリン，そして服薬へのアドヒアランスがさらなる合併症の罹患を防ぎます。他の多くの内科疾患では治療内容に対する厳密なアドヒアランスが求められます。そして，本書で用いられているアプローチはとくに慢性疾患にうつが合併している場合，さまざまなセルフケア計画に適用が可能でしょう。

7. 代わりとなる治療

筆者らが知る限り，本書で記載されているCBT-ADは，うつの治療とアドヒアランスを高める心理社会的なアプローチを統合している唯一の心理社会的介入です。うつに対する心理社会的な介入法で効果が示されている代わりのものとしては，対人関係療法(interpersonal psychotherapy〈IPT〉；Weissman, 2005)があります。同様に，抗うつ薬もうつの治療の有効性が示されてきています。このような代わりとなる方法についても患者と話し合われるとよいでしょう。

8. 薬物治療の役割

うつの治療には，利用可能なさまざまな精神薬理学的な物質があり，多くの無作為化比較試験によってその有効性が示されてきています(Sadock & Sadock, 2003)。本書で述べられているCBT-ADは実証的な検証がされたものであり，この方法はうつの治療を目的として，現在，症状がみられて抗うつ薬の投薬がある人，あるいは現在は投薬を受けていない人を対象にして考案されたものです。すでに薬物治療を受けている人にこの方法を用いることは大切です。なぜなら，薬物は効果があるものの，抗うつ薬のみによる治療を受けた人の50%だけは治療反応を示し(例：Agency for Health Care Policy and Research Depression Guideline Panel；AHCPR, 1993a, b；Fava, Alpert, Nierenberg, Worthington, & Rosenbaum, 2000；Fava & Davidson, 1996)，そして治療反応がみられた人のなかの50〜65%の人だけが完全寛解に至ります。ここで残ってしまった症状を心理社会的なスキル学習に基づくアプローチを用いて取り扱うということになります。CBT-ADに関する筆者らの研究では，投薬を安定させてから治療を開始しています。これにより，薬物による効果のほかに介入による改善の程度がどれくらいあるのかをみることができます。

9. 本治療プログラムの概略

CBT-ADのおもなモジュールは(1)うつの治療や個人の治療内容に関するアドヒアランスのための心理教育と動機づけ面接，(2)アドヒアランス練習，(3)活動計画，(4)認知再構成，(5)問題解決，(6)リラクセーション練習/腹式呼吸(7)ふり返り，メンテナンス，そして再発予防です。この治療はモジュール式のアプローチをとるので，中核的なCBTスキルが学習可能であり，個人の問題に即したかたちで実施ができます。患者にサポートを提供することと新しいスキルを教えることのバランスを最大限に生かすために，筆者らは毎回のセッションの構成では，最初に気分のチェック(筆者らは疫学研究所版うつ尺度＜the Center for Epidemiologic Studies Depression Scale；CES-D＞を使っています)から始めることを推奨しています。次にアドヒアランスやホームワークのふり返り，前回のモジュールからの進捗状況を確認しながら，そのセッションのアジェンダを設定します。これは，そのセッションが新しい内容のモジュールであったり，前回の内容の続きであったとしても，毎回の

セッションのはじめにやったほうがよいでしょう。同様に，治療者は患者に提示するモジュールに関しては柔軟であること，かなりの時間をある一つのモジュールにかけること，治療のある特定のモジュールに現在みられる患者の問題を適用してみることなどを勧めています。こうしたモジュール式のアプローチは治療が患者一人ひとりに自分に関連したものであると理解させるのに役立ちますし，患者の現在みられる問題に基づいて介入の実施をより柔軟な流れで提供することが可能になります。

各モジュールはその前のモジュールを基礎としています。各セッションは，先週のうつとアドヒアランスのアセスメントとその話し合いで始まります。治療の流れは標準的な認知行動療法と同じように考案されていますが，中核的なCBTスキル（認知再構成や活動計画）を学びつつ，問題解決やリラクセーションも積極的に練習していきます。問題解決技法はアドヒアランスのためのスキル練習を補うものです。問題解決スキルはうつによって障害を受けますが，効果的な問題解決スキルは内科疾患の管理には重要なものになるため，こうしたスキルを指示的に教えていくことが重要になります。最後に，薬物による副作用や疾患に関連した症状，あるいは痛みなどに対処するために応用されたリラクセーションやゆっくり呼吸する方法を教えます。こうしたリラクセーションの練習は睡眠衛生やストレスマネジメントも改善させます。

10. ワークブックの利用

ワークブックは，本書とセットのものとして考えています。前述のように，モジュールに何回のセッションを当てるべきかなど柔軟性が求められます。それゆえ，本書やワークブックは，セッションごとに準備しません。その代わり，モジュールによっては数回のセッションが必要になることを念頭に，筆者らはモジュール全体が記載されたテキストを提供しています。

毎週実施するうつの測定尺度として，ワークブックにCES-Dを収載しています。この尺度はパブリックドメインであり，進捗を記録するうえで信頼できるものです。ここで，患者には，前回のセッション以降の自分の気分について回答を求めることが重要です。筆者らはセッションを週1回，実施することを推奨していますが，実際の実施状況に応じてCES-Dの教示文を適切に

直しておきましょう。

　本書にはアドヒアランス介入のための用紙の記入例，気分とアドヒアランスの記録用紙，問題解決や認知再構成，活動リストなどの用紙が付いています。認知再構成の資料には患者への教示も付いていますし，ネガティブな思考を特定したり合理的な反応を形成したりするための記入用紙もあります。

第2章 疾患ごとのアドヒアランスのポイント

　内科的疾患の治療では，患者にアドヒアランス行動を求めることがよくあります。厳格なアドヒアランスの重要性は後天性免疫不全症候群（acquired immunodeficiency syndrome；AIDS）/HIV 感染症や糖尿病においてよく取り上げられますが，高血圧，喘息，心疾患，臓器移植などの治療的要素にも，患者自身のセルフケア行動や行動変容が多く含まれます。また，本書で明らかにしていくように，厳格なアドヒアランスの維持に必要な動機づけやスキルは，うつ症状から多大な影響を受けます。

　本治療アプローチでは，患者との第一セッションでうつに対する CBT とアドヒアランスに関する心理教育，動機づけ面接を行います。続くライフステップのモジュールでは，アドヒアランスのスキル練習に取り組みます。最終モジュールでは，アドヒアランスに対する CBT とうつに対する CBT を統合していきます。本章では特定の内科的疾患に詳しくない臨床家の一助となるよう，アドヒアランス/セルフケア行動がとくに強く必要な AIDS/HIV 感染症と糖尿病の 2 大疾患について，一般的な健康状態と個別の状況とで必要な特定のアドヒアランス行動の基本的な概略を示します。また，本アプローチが有効となるそれ以外の疾患についても概略をまとめます。これらは，次章のライフステップのモジュールや，うつに対する CBT とアドヒアランスの練習を統合する際に重要な背景情報となります。

I. AIDS/HIV 感染症

　AIDS/HIV 感染症に対する治療法として，近年は HAART（highly active antiretroviral therapy）[1]とよばれる高活性の抗レトロウイルス療法が採択されて

---

[1] 現在は ART（antiretroviral therapy；抗レトロウイルス療法）とよばれている。

います。おそらくHAARTは，これまで外来で行われてきたどんな経口治療よりも，圧倒的に厳格で，患者に対する要求の多い厳しい治療法でしょう。治療を成功させる可能性を最大化し，薬剤耐性ができるリスクを最小化するためには，HAARTへのほぼ完璧なアドヒアランスが必要となります。しかし，疲労感，吐き気，下痢，不眠，異常な脂肪蓄積，味覚変化，末梢神経障害（末梢神経系へのダメージ）などの短期的/長期的な副作用から，多くの患者にとって達成するのは容易ではありません(Ammassari et al., 2001；Chesney, Morin, & Sherr, 2000)。さらに，HAARTは長期にわたる治療で，生涯にわたり続きます。対照的に高血圧などの他の疾患では，軽度から中程度のアドヒアランスのなさは許容されます。これは，多少であれば継続的な服薬が中断しても差し支えないことや，服薬後の効果が長期的に持続することにもよるでしょう。HAARTでは，十分な治療効果を得るために，他の慢性疾患の治療と同じように総服薬量の割合を高く保つだけでなく，服薬の頻度やタイミングや食事制限についても厳格にほぼ完璧に行う必要があります。

　本書で取り上げるHIV感染症関連のアドヒアランスに関するおもな領域は服薬，つまりHAARTに関してです。

●キーワード
■ **HIV**：AIDSの原因となるウイルスです。

■ **ウイルス負荷**：HIV感染者が自分の血液中に保持しているHIVの総量のことです。血漿1 mLに対するHIVの複製数で測られることが多く，標準的なデバイスでは50 mL以下を「**検出せず**」または「**陰性**」とみなします。75 mL以下や400 mL以下で「検出せず」と判断されることもあります。HAARTの目標は，患者を「検出せず」や「陰性」のレベルにすることです[*2]。

■ **CD4細胞(T細胞)**：免疫システム細胞はウイルスや菌やその他の感染症から身体を守る役割を果たします。HIVはこの免疫システム細胞を破壊するため，健常であれば感染しない感染症にも感染するようになります。CD4細胞やT細胞の減少によって，HIVを保有する人の感染症にかかるリスク

[*2] 現在は，血中ウイルス量あるいは血中HIV RNA量が指標として用いられる。

が高まります。このように健常であればかからない感染症は、「日和見感染症」とよばれます。

■ **AIDS**：HIV感染症がより深刻に顕在化した疾患です。アメリカの疾病管理予防センター（Centers for Disease Control and Prevention；CDC）によれば、患者のCD4細胞が200未満となるか、日和見感染症に感染した場合に、AIDSが発症したとみなされます。

■ **耐性**：HIVは自身の複製を急速に作ります。この急速な複製中にエラーが頻発してウイルスの突然変異が生じ、薬に効果がなくなる場合があります。このとき、その人に「耐性」がついたと表現されます。

■ **HAART**：HIVを破壊するための治療プログラムです。通常の治療プログラムでは、以下の3種類から少なくとも三つの異なる薬を用います。プロテアーゼ阻害薬（リトナビル／ノービア®、インジナビル／クリキシバン®、サクイナビル／インビラーゼ®、など）、ヌクレオシド系逆転写酵素阻害薬（アジドチミジン／レトロビル®、ジダノシン／ヴァイデックスEC®、ラミブジン／エピビル®、など）、非ヌクレオシド系逆転写酵素阻害薬（delavirdine／Rescriptor®[*3]、エファビレンツ／ストックリン®、ネビラピン／ビラミューン®、など）。

慢性疾患としてのHIV感染症

　近年、抗HIVの治療法が発展し、HIV感染者の平均余命や生活の質が向上したことで、アメリカにおいてHIV感染症は「死を意味するもの」から対処可能な慢性疾患へと変化しました。これは主としてHAART導入の成果です。完治するわけではありませんが、1990年代中頃から開発と試験が始まった多剤併用療法が、現在の抗HIV治療のおもな背景です。臨床試験では、一般に「カクテル処方」とよばれる複数の薬を組み合わせて処方するHAARTによって、血液中のHIVレベルの大幅な低減に成功しています。この免疫システム内での「ウイルス負荷」の低減によって、免疫システム機能が改善することもわかっています。日和見感染症のリスクを低減させて、ウイルスが突然変

[*3] 日本では未発売。

異するリスクも減少させます。以上のことから，HAARTによって疾患の進行を大幅に遅らせることができるのです。

抗HIV治療の新時代

HAARTの適用が容易なアメリカや他の諸国では，他の合併症がなければ，HIVに感染しながら何年も生活を続けている人が数多くいます。治療法の進歩によってHIV感染者の平均余命は延びていますが，薬物療法の効果を最大化して失敗を最小化するために，患者にはほぼ完璧なアドヒアランスが求められています。患者のアドヒアランスを最高の状態に保つことは，ウイルスをコントロールするためには，つねに重要な課題であり，それがHIV感染者の健康と生活の質を改善する決定的な機会となるのです。

HAARTは，研究初期からHIV感染者の免疫システムの改善や治療に非常に効果的とされましたが，現在でも臨床診療においてその効果を達成するには困難があります。臨床試験では，さまざまなHAARTのプログラムが60〜90％の患者のウイルス負荷を抑えることに成功しました (Carpenter et al., 1997)。しかし，この高い効果は臨床試験という最適化された環境で過去に抗HIV治療を受けたことがない研究参加者を対象に得られたものであり（有効性），実際の臨床診療においても同等の効果を再現することは非常に困難です（有用性）。実際に臨床試験と同じHAARTプログラムを実施した場合でも，患者がウイルスコントロールを成功させた割合はわずか50％でした (Fatkenheuer et al., 1997; Casado er al., 1998)。この有効性と有用性の差は，臨床試験という非常に統制されたHIV感染者と，臨床現場のより複雑なHIV感染者の性質の違いによるものと考えられます。

HAARTの時代におけるアドヒアランスの重要性

HAARTは非常に効果的であり，アドヒアランスが完璧であれば，ウイルスの複製や突然変異による耐性ウイルスの発生を理論的には止めることができます。しかし，現実的に臨床現場のほとんどの患者はアドヒアランスを完璧には保てません。そのためにウイルスの複製を押さえる効果は限定的になります。HIVの複製に高確率でエラーが生じることは，薬剤耐性をもつウイルスの変異種が生じるリスクとなります。HAARTは非常に効果的な治療ですが，変異種の耐性ウイルスの発生を防ぐにはほぼ完璧以上のアドヒアランス

が必要となります。これはHAART治療を受けている患者本人にとってだけでなく，公衆衛生上の重大な課題でもあります。なぜなら，薬剤耐性のある変異種のHIVが生じると，それが人から人へと感染する恐れがあるからです。

十分なアドヒアランスとは

　HAARTへのアドヒアランスが守られない場合，それが僅かなものであっても，ある状況に限ってのことであっても，治療効果は大きく減少します。他の一般的な慢性疾患のアドヒアランスについては80％程度で十分とする知見もありますが，HAARTに関するウイルス負荷とアドヒアランスに関する研究では，抗HIV治療にはそれ以上の高いアドヒアランスが必要とされています。おそらく最も信頼できる調査では，アドヒアランスが95％未満だった人の72％でウイルス学的指標でみると治療が失敗であったのに対して，アドヒアランスが95％以上の人では22％しか失敗が起こらなかったと報告されています(Paterson et al., 2000)。より最新の研究では，この割合は薬物療法の処方計画のタイプによって変わるとされています(Bangsberg, 2006)。しかし，そこでもアドヒアランスが治療の成功のカギであると強調され，ウイルスの抑制にはほぼ完璧な薬物療法へのアドヒアランスが必要とされました。したがって，HIV感染症では最適なアドヒアランスが保てなければ，想定外の事態が生じて治療は失敗することになります。

CBT-ADの治療目標

　HAARTは治療手続きが難しい薬物療法です。医師から指示された服薬時間や適切な飲食物の摂取を，患者はほぼ完璧に近いかたちで守るよう継続的に努力する必要があります。次章のライフステップのモジュールでは，服薬忘れや服薬間違いをしないために必要となる包括的な一連のスキルを扱います。他の慢性疾患と同様に，うつの合併がHAART治療のアドヒアランスに負の影響を与えることが多くのエビデンスからわかっています。CBT-ADを用いてHIV感染者のうつをうまく治療することで，アドヒアランスを改善するライフステップ方略を学ぶ患者の力も高まり，改善が長期的に持続することもわれわれの研究でわかっています。われわれの介入の中核は，治療に対するネガティブな信念やHIV感染症に対する信念に対して認知的対処を用いることです。うつの治療に効果的な介入をするだけでなく，患者の積極的なスケジューリングを促すことで，患者はよりうまくHAARTの服薬計画を立

てられるようになります。治療チームとコミュニケーションを取るようにすすめることも非常に重要です。HAART 治療を受ける患者には副作用が生じやすいため、副作用が生じた際にそれをうまく医療者に伝えられる必要があります。副作用に対するオープンさを保ってうまく対処することは、患者が標準的な手続きを飛ばしたり、副作用を避けようと服薬を自己判断で変えることを防ぐ一助となります。

2. 糖尿病

　糖尿病は、インスリンの分泌または作用に障害が生じ、血液中のグルコースが増加することが特徴の疾患です。糖尿病は非常に一般的な疾患で、世界で1億5000万人にも影響を及ぼし、アメリカを含む多くの国で有病率が急速に上昇しています。有病率が上昇している国の多くが先進国で、高齢化、不健康な食事、肥満、運動不足の生活スタイルが大きく影響していることが明らかにされています。

　糖尿病には1型、2型、妊娠糖尿病、遺伝的症候群によるものや薬剤性や外科手術のような身体的ストレッサーによる糖尿病、以上の四つがあります。本節では、糖尿病全体の5〜10%を占める1型糖尿病と、約90%を占める2型糖尿病について述べていきます。

　1型か2型かにかかわらず、糖尿病の治療は広範囲に及ぶ患者自身のセルフマネージメントが中心です。HIV 感染症でもセルフケア行動の中核に薬物療法のアドヒアランスがありましたが、糖尿病ではさらに多くのセルフケア行動が求められるため、「生活習慣のマネージメント」とよばれることもあります。具体的には、血糖の測定、推奨される食事療法や運動療法へのアドヒアランス、定期的な通院と積極的な治療への関与、などが含まれます。多くの患者は、さらに薬物療法とインスリン自己注射へのアドヒアランスも求められます。

●キーワード
■インスリン：膵臓にあるβ細胞で作られるホルモンです。糖質(糖)は、食後に腸から血液中へと吸収されます。その際に、この血液中のグルコース(糖)の増加が検出され、それに反応して膵臓からインスリンが分泌されま

す。身体の細胞は，インスリンがその受容体に結合したときにだけグルコースを吸収できます。たとえば糖尿病のように，インスリンの分泌やインスリンに対する細胞の反応性に問題があれば，身体の細胞はグルコースを代謝してエネルギーをつくることができなくなります。

■血糖：炭水化物はグルコースとよばれる単純な糖に分解され，腸管壁を通過して血流中に入れるようになります。血糖とは，この血液中に入った糖のことです。すべての糖尿病患者は，自分が糖尿病をどのくらいコントロールできているかを知るために，自分の血糖値を測る必要があります。十分なコントロールとは，可能な限り通常の血糖値に近づけることを意味します。理想は，食前に 90〜130 mg/dL，食事を始めてから 2 時間後に 180 mg/dL 以下の血糖値に抑えることです。

■1 型糖尿病：かつて若年発症性糖尿病やインスリン依存性糖尿病とよばれたこの糖尿病は，膵臓の β 細胞によるインスリン分泌の機能不全が原因となります。免疫システム機能の不具合に関連する一連のプロセスにより，β 細胞が破壊されます。1 型糖尿病は小児にも大人にも診断されることがあります。1 型糖尿病患者には，毎日のインスリン注射が求められます。

■2 型糖尿病：この糖尿病は，かつて非インスリン依存性糖尿病や成人発症性糖尿病とよばれました。2 型糖尿病は，膵臓の β 細胞がインスリン分泌をしてはいるものの，その量が不十分な状態です。さらに難しいことに，身体の細胞は利用できるインスリンにも適切に反応しないようになり，グルコースをうまく処理できなくなります。インスリンに対する細胞の受容性に機能不全が生じることは，インスリン抵抗性とよばれます。この問題は過体重にかかわることが多いとされます。時間経過とともに膵臓の β 細胞の機能が低下し，最終的に患者の多くが経口薬を必要とし，さらにインスリン自己注射が加わる場合もあります。

■ヘモグロビン A1c(HbA1c)：糖尿病患者にとって非常に重要な目標は，HbA1c を 7％未満に抑えることです。HbA1c, ヘモグロビン A1c, グリコヘモグロビン，あるいは糖化ヘモグロビンなどとよばれる血液検査は，糖尿病のコントロールの査定に用いられます。ヘモグロビンは赤血球の中にあ

る蛋白質で，肺から身体中の全細胞に酸素を運ぶ役割を担います。過剰な糖は赤血球に入り，ヘモグロビンの分子に付着して糖化していきます。つまり，血液中の糖が増えるほどヘモグロビンもより糖化します。血液中の糖化ヘモグロビンの割合は実験室検査で測定できます。この検査から，検査直前の2～3か月間における血糖値の平均が示されます。

■ **ケトアシドーシス**：血糖値が非常に高まり，身体に蓄積されている脂肪がエネルギーに変換され，ケトンの生成にまで至る深刻な状態です。尿中のケトンの上昇によって発見されます。これは1型糖尿病患者においてよくみられます。2型糖尿病患者でも，頻繁ではありませんがみられることがあります。ケトアシドーシスは，1型糖尿病の若年患者の大きな死因であり，たいていは入院治療が必要となります。ほとんどの原因がインスリン治療に対するノンアドヒアランスによるものと推定されています。

糖尿病と合併症

1型および2型の糖尿病によって，多くの深刻な合併症のリスクが増加します。たとえば，心血管疾患，網膜症(眼の網膜に対する非炎症性のダメージ)，神経障害(神経系のダメージ)，腎症(腎臓のダメージ)などがあります。具体的には，成人の糖尿病患者の60％程度が高血圧で，そのほぼ全員が一つまたは複数の脂質異常を患っています。トリグリセリド(triglyceride；TG)の上昇，高比重リポ蛋白コレステロール(high density lipoprotein cholesterol；HDL-C)の低下，高低比重リポ蛋白コレステロール(low density lipoprotein cholesterol；LDL-C)の上昇などです。米国糖尿病学会(American Diabetes Association；ADA)の報告では，糖尿病患者の3人に2人が心血管疾患や脳卒中で亡くなっています。

糖尿病では，高濃度の血糖による透過性の亢進によって腎臓もダメージを受けます。早期発見によってこのダメージは軽減されますが，末期腎臓病に至ることもあります。糖尿病患者の40％以上が緑内障，60％以上が白内障を患い，失明のリスクを伴う網膜症へと悪化することもあります。したがって，異常を早期発見するために定期的な眼科検診が必要となります。糖尿病患者全体の約半数が神経障害であり，何らかの神経系のダメージを受けています。糖尿病性末梢神経障害では，痛みやしびれ，手足の筋力低下が生じます。自律神経障害では，消化器系の問題，失禁，性機能不全，めまい，その他さ

まざまな症状が生じます。皮膚の障害や足の合併症もよくみられます。とくに足潰瘍は糖尿病において危険な合併症であり，足の切断に至ることもあります。糖尿病患者は多くの深刻な合併症に直面するリスクがあるため，糖尿病患者が普段から自分の糖尿病をコントロールできているかどうかが重要となります。

治療を成功させるためのアドヒアランスの重要性

糖尿病治療の95％以上はセルフケア行動によるものとされています（Anderson, 1995）。アドヒアランスが保たれなければ，糖のコントロールがうまくいかず，血圧と脂質レベルが悪化します。そして，眼や腎臓や神経系のダメージのような微小血管障害や，心血管の障害である大血管障害を引き起こします。血管や神経のダメージは壊疽のリスクを高め，下肢の切断，寿命の短縮，総合的なQOLの低下にもつながります（Rubin & Peyrot, 1999, 2001）。

国立糖尿病・消化器・腎疾病研究所（National Institute of Diabetes and Digestive and Kidney Diseases；NIDDK）が1983～1993年に実施したThe Diabetes Control and Complications Trial（「糖尿病のコントロールと合併症に関する研究」）から，糖尿病治療に関する重要な知見が得られています。それによると，生活習慣の変容か薬物療法によって可能な限り血糖値を正常な水準に保つことができれば，1型糖尿病による眼，腎臓，神経系の障害の発症や進行を遅らせることが可能とされました。実際に，過去に血糖をうまくコントロールができなかった患者でも，何らかの方法によって血糖値を下げることで障害の発症や進行を抑制できることが実証されました。厳格なコントロールによって減少するリスクは，眼の障害で76％，腎臓疾患で50％，神経系のダメージで60％でした（Diabetes Control and Complications Trial Research Group, 1993）。引き続き行われた2型糖尿病患者における大規模試験でも，より厳格な糖コントロールによって，糖尿病患者によくみられる深刻な長期的合併症を防止できました（Ohkubo et al., 1995；Reichard, Nilsson, & Rosenqvist, 1993；Turner, Cull, & Holman, 1996）。以上のように，糖尿病のコントロールは他の慢性疾患よりも広範にわたって患者自身の肩にかかっており，厳格にコントロールするためには推奨される生活習慣，服薬，血糖測定に対するアドヒアランスが必要となります。

血糖の自己測定は，糖尿病のセルフマネージメントにおける中核的要素です（例：Holmes & Griffiths, 2002）。血糖の自己測定は，異なる時点での血糖値を患者に測らせることで，患者がタイムリーに高血糖状態を認識できるようにします（Nathan, 1996；Karter, 2001）。血糖値を自分で把握できると，その反応として患者は他の健康に関するセルフケア行動も実施するようになるため（たとえば，インスリンの量の調整，食事療法，服薬，医療的ケアの受療），われわれも糖尿病改善プログラムにおけるセルフケア行動の中核に，血糖の自己測定をおいています。

　薬物療法へのアドヒアランスは，糖尿病のセルフケアにおける重要な要素です。患者の多くが，高血糖をコントロールするために外因性インスリンを含む複数の服薬を求められます。合併する高血圧や高脂血症といった代謝系のリスクファクターをコントロールするために服薬する患者も多数います。服薬に対する治療的アドヒアラスを改善することで，その治療が本来もつ効果と実際に患者が得られる治療効果とのギャップが埋まることも研究から示されています（例：Rubin, 2005；Piette, Heisler, & Wagner, 2004；Schectman, Nadkarni, & Voss, 2002）。

　食事療法や運動療法やその他のセルフケア行動も，1型糖および2型糖尿病患者にとって重要です。1型糖尿病患者は，摂取する食物とインスリンと運動のバランスを慎重に取る必要があります。2型糖尿病患者では，インスリンの分泌を向上させて，インスリン抵抗性を減らし，糖質の吸収を阻害するために，経口薬を処方されることが多くあります。外因性インスリン注射も必要となります。この治療では代謝調節にも影響を与えるため，患者が食物摂取量を減らしたり身体的運動を増やしたりしなければ体重が増加してしまいます。2型糖尿病では，体重が減少するにつれてインスリン抵抗性も改善し，心血管疾患の合併症のリスクも低下するため，体重減少が一つの重要な目標となることもよくあります。このように，運動療法と食事療法は糖尿病を自分でコントロールする際の中心的な健康行動となります。そのほかにも，適切な足のケアや足潰瘍のチェックといったセルフケア行動も大切であり，とくに神経障害の患者において重要となります。解決策はすでに示されているかもしれませんが，喫煙は足を含む末梢神経の血流を低下させるため，喫煙者にとっては禁煙も重要な目標です。日常的に糖尿病の合併症を

チェックして，定期的に医療機関を受診することが，すべての患者にとって重要となります。

CBT-AD における治療目標

糖尿病のセルフマネージメントは複雑で，多くのことが要求されます。現在のところ，糖尿病を完治させる有効な治療法はないため，長期的努力が必要となります。患者の年齢によっては，治療中の合併症だけでなく，将来的に増えうる多くの合併症も治療対象となることがあります。本書でライフステップとよばれるモジュール2では，糖尿病のセルフマネージメントに用いる包括的なスキルを紹介します。現在，糖尿病でも他の慢性疾患と同様に，うつによって糖尿病のセルフマネージメントに対するアドヒアランスが妨げられることが多数のエビデンスによって示されています（例：Gonzalez et al., 2007）。筆者らの研究から，CBT-AD によってうつの治療に成功した糖尿病患者の場合，ライフステップ方略を学ぶ力が向上し，アドヒアランスが改善され，学んだ方略が長期的に維持されることもわかっています。筆者らの介入の中核になるのは，治療法や糖尿病へのネガティブな信念に対処するための認知方略です。うつの治療に有効な介入として追加される活動計画も，患者が血糖を測定したり，服薬をしたり，インスリン注射をするなどの適切なセルフモニタリングを計画する助けになります。活動計画によって，日常的な運動の習慣を身に着けることや，日常的に健康的な食事計画を立てることにも焦点が当てられます。治療チームとのコミュニケーションを促すことも中核的な要素です。患者が自身の血糖値やセルフケア活動を記録し続けていれば，患者自身が自分の糖尿病について最良の情報源になりえます。患者自身から得られる情報は，服薬量の増加や，特定の患者に効果がない薬物の変更，外因性インスリンの追加など，治療の選択の検討に大きく貢献します。

3. CBT-AD が適用できるその他の医学的問題

前節までは，この治療的介入がとくに発展した HIV 感染症と糖尿病という二つの疾患について概説しましたが，他の多くの慢性疾患においても病気をコントロールするためには患者自身の厳格なセルフマネージメントが必要です。このセルフマネージメントには，服薬，医療機関の受診，食習慣の改善，体重の減量，身体的活動の増加，症状のセルフモニタリングに対するアドヒアランスが含まれます。次節では，CBT-AD の介入が有効なその他の慢性疾

患について簡単に紹介します。ただし，CBT-ADが有効になる条件は，単にその疾患が何かということだけではありません。たとえば，手術を受けたばかりの患者，臓器移植をした人，結核やてんかんや末期の腎臓疾患の治療を受けている患者は，セルフマネージメントを自分でしっかりと考える必要があります。このような治療を受ける患者には，うつ症状がみられることも多くあります。うつは一般健常者に比べて慢性疾患患者で広く認められ，ほとんどの慢性疾患の治療でセルフマネージメントは必須であることから，CBT-ADによる介入の治療効果は広範に及ぶことになります。医療関係者へのガイダンスとして，高血圧，冠動脈性心疾患，喘息，C型肝炎，経口薬による化学療法を受けているがん患者について以下にまとめます。これらはうつに影響されるセルフケアやアドヒアランスを治療に含む代表的な疾患例です。

高血圧

一般的に高血圧は，収縮期の血圧が140 mmHg以上か拡張期の血圧が90 mmHg以上の状態，または降圧剤を服薬している状態として定義づけられます。高血圧は世界的な問題であり，死亡率を高めるリスク要因とされています(Ezzati, Lopez, Rogers, Vander Hoorn, & Murray, 2002)。最近の推定では，世界の成人人口の1/4以上となる10億人近くが2000年の時点で高血圧の症状を示しているとされました。この割合は2025年までに29％(15億6000万人)に増加すると見積もられています(Kearney, Whelton, Reynolds, Muntner, & Whelton, 2005)。アメリカでも，1999〜2000年にかけて高血圧を有した成人が少なくとも6500万人存在し，有病率は31.3％となりました(Fields et al., 2004)。高血圧は，脳卒中，心筋梗塞，うっ血性心不全，腎不全，末梢血管疾患のリスクを高めます。たとえば，高血圧によって虚血性心疾患のリスクは3〜4倍，心血管疾患全体のリスクは2〜3倍に上昇します(Berenson er al., 1998)。

血圧の重症度や糖尿病などの合併症によって，高血圧患者に必要な治療や従うべきアドヒアランス行動が決まります。高血圧が軽度の場合には，減量，身体的活動の増加，バランスの取れた食事といった生活習慣の変容が重視されます。重度の高血圧の場合には，生活習慣の変化に加えて服薬も必要となります。薬物療法は血圧低下に有効と実証されていますが，適切にコントロールできる患者はわずか1/4のため，いかに適切にコントロールできるかが検討課題となっています。高血圧の治療における成功率の低さは，大半が

服薬に対するアドヒアランスの低さの結果と考えられています。服薬に対するアドヒアランスと，血圧コントロールの改善や高血圧の合併症の減少には関連も認められています。

　服薬に対するアドヒアランスだけでなく，生活習慣の改善も高血圧のマネージメントでは重要です。身体的活動や有酸素運動の増加，減量，ナトリウムの摂取制限，アルコール摂取の適正化，これらすべてが高血圧患者にとってセルフマネージメントの重要な目標となります。アメリカの全国健康・栄養調査のデータでは，高血圧の発症にうつが影響していたため，うつは高血圧患者において一般的なものと考えられます（Jonas, Franks, & Ingram, 1997）。うつ症状は，高血圧治療へのアドヒアランスのなさと関連するというエビデンスもあります（Wang et al., 2002）。したがって，うつの問題を抱える高血圧患者は，CBT-AD から大きな恩恵を受けられるといえます。

冠（状）動脈疾患

　冠（状）動脈疾患（Coronary Heart Disease；CHD）はアメリカにおける大きな死因で，2004 年の五大死因の一つにもなっています。推定では，1580 万人のアメリカの成人が CHD を患っているとされます。そのなかで，約 790 万人が心筋梗塞（myocardial infarction；MI＜心臓発作など＞），約 890 万人が狭心症（胸痛など）にも罹患しています。MI の年間発生率の推計では，新たに心筋梗塞を発症した人が 56 万 5000 人，再発者が 30 万人とされています。2004 年の急性冠症候群患者（急性心筋梗塞または急性不安定狭心症）の退院者数は控え目に見積もって 84 万人とされます。2007 年における CHD の直接費用と間接費用の推計は 1516 億ドルとなっています（American Heart Association, 2007）。このように CHD は非常に一般的な疾患であり，有病率と死因とコストの面から非常に大きな問題となっています。うつとアドヒアランスのなさは，CHD 研究においてとくに関連が検討されている二大心理社会的要因であり，どちらも健康に関する指標と負の関係にあります。

　身体的に健康な者において，うつを伴う者はうつを伴わない者に比べてCHD の発症率が 1.5〜2 倍になります。CHD 患者において，うつを伴う患者はうつを伴わない患者に比べて，CHD の発症率と死亡率が 1.5〜2 倍となります（Lett et al., 2004）。心筋梗塞後の患者において，臨床医による診断や自己報

告式の検査でうつ病とされた患者は,うつ病と診断されなかった患者に比べて,2～2.5倍の割合で新たな心血管疾患を発症し,心血管疾患によって死亡していました(Van Melle et al., 2004)。急性MIで入院した患者の15～20％が大うつ病を報告し,約45％が大うつ病か軽度うつ病であることも示されています(Schleifer et al., 1989；Frasure-Smith, Lesperance, & Talajic, 1993；Frasure-Smith, Lesperance, & Talajic, 1995a；Ladwig, Kieser, Konig, Breithardt, & Borggrefe, 1991)。

MI後の患者のデータから,うつが退院後のセルフケアとアドヒアランスに対して負の影響をもつことが示唆されています。急性MIを3～5日前に発症し,軽度から中程度のうつ症状や大うつ病,気分変調症も伴う患者は,4か月後のフォローアップにおいて,低脂肪食の摂取,日常的な運動,ストレス低減,ソーシャルサポートの増加に対して低いアドヒアランスを示しました。大うつ病や気分変調症が認められない患者に比べると,指示どおりに服薬する頻度も少ないと報告されました(Ziegelstein et al., 2000)。急性MIや急性不安定狭心症の患者の退院後をフォローした最近の調査では,うつがアスピリンに対するアドヒアランスのなさに影響し,うつ症状が強いほどアドヒアランスも低下することが示されました。さらに,退院後1か月間におけるうつ症状の改善と,その後2か月間におけるアドヒアランスの改善にも関連が認められました(Rieckmann et al., 2006)。

推奨される生活習慣への変化(身体的活動の増加,減量,食習慣の改善)の乏しさや,処方薬の服薬に対するアドヒアランスのなさは,CHD患者の生存期間の短縮と関連することが多くの研究から示されています(例：Horwitz et al., 1990；McDermott, Schmitt, & Wallner, 1997)。このように,CHD患者におけるうつと不健康との関連は,少なくとも一部は医療的アドヒアランスのなさから説明可能です。以上のように調査研究によるエビデンスから,CHD患者のうつと医療的アドヒアランスを改善するために,CBT-ADが有効であることが支持されています。

喘息

喘息は慢性疾患の一つで,気流制限,粘液の分泌,咳といった反復するエピソードを伴う気道の炎症を含む疾患です。一般的に喘息は,喘鳴,喘息に

よる夜間覚醒，咳，呼吸困難，胸部圧迫感，肺機能の低下や変化などが繰り返されることで診断されます。喘息は一般的なもので，1700万人のアメリカ人に影響を及ぼし，毎年110億ドルの高いコストがかかる公衆衛生上の問題です(Mannino, Homa, Akinbami, Ford, & Redd, 2002 ; Weiss & Sullivan, 2001)。疾病率を劇的に下げる効果的な治療法も存在しますが，この治療に対するアドヒアランスのなさの広まりが問題になっています。

治療やアドヒアランスのある行動には，喘息を引き起こす刺激を避け，症状と肺の機能をセルフモニタリングし，喘息の二つの要因(気道の炎症と気管支収縮)に対して処方される2種類の薬を服用することが含まれます。喘息患者の気道の炎症を防ぐ薬剤としてコルチコステロイドがよく用いられます。コルチコステロイドやその他の抗炎症薬は気道の腫脹や粘液の分泌を低下させ，日常的な薬としてよく処方されます。抗炎症薬は炎症をコントロールし，睡眠時および早朝の咳や呼吸困難を防ぎ，その後の対応の必要もなくなります。発作治療薬も，喘息発作が生じた際の症状(咳，胸部圧迫感，喘鳴)への対処によく用いられます。アレルゲンの吸引や，特定の食物や薬物の摂取，タバコの煙などの刺激など，喘息を引き起こす誘因を避けることも重要です。最後に，喘息症状とフローメーターによるピーク時の呼気のセルフモニタリングと，その情報を日誌に記録することがセルフマネージメントの重要な要素となります。

喘息を適切にコントロールするうえで最も大きな障壁になるのは，おそらくコルチコステロイドを毎日吸入することに対するアドヒアランスのなさです。他のセルフマネージメント行動(ピークフローメーターの使用，吸入の技術，薬物調整，誘因の回避，症状に対する適切な反応，フローメーターの読み取り)におけるおもな失敗に関してもエビデンスがあります。慢性的な喘息の特徴や，長期的かつ日常的に治療で必要とされることについて，患者の理解が不十分な場合もよくあります。患者が喘息を急性で一過性の疾患と捉えることで，日々の症状と自分の喘息体験とが内的に整合してくる可能性があると，研究者は指摘しています。症状が何もない期間は別として，ほとんど何の兆しもない発作体験から，患者は発作を一連の予測困難で急性の偶発的な症状と捉えるようになるのかもしれません。ひどい発作が治まったときには体験した症状とその解放に注意が向くため，発作が生じていないときに

も続いている軽い症状や呼吸不全は重要なものと思わないのかもしれません。実際に，患者は「症状がなければ，喘息もない」と考えるかもしれません。このようなエピソード様の信念は喘息の不正確な理解と関連し，無症候時のコルチコステロイドの吸入に対するアドヒアランスが1/3以下になることが示されています(Halm, Mora, & Leventhal, 2006)。

喘息患者は心理的な問題を抱えていることも多く，とくに不安障害が顕著です。うつ病性障害および不安障害は，喘息のコントロール不全やQOLの低下と関連すると報告されています。最近の研究では，うつ病性障害および不安障害の両方が喘息に関連するQOLと負の関係にありましたが，喘息のコントロールと負の関係にあるのはうつ病性障害のみでした(Lavoie et al., 2006)。都市部における退院直後の喘息患者では，うつ症状がよく認められ，強いうつ症状が退院後の治療に対するアドヒアランスの低下に影響していました(Smith et al., 2006)。このように，喘息の慢性的な性質に関する誤解を解くことや，治療やセルフモニタリングを続ける必要性にとくに焦点を当てる場合，CBT-ADはうつを伴う喘息患者に対して有効であることがエビデンスから示唆されます。

C型肝炎

C型肝炎ウイルス(hepatitis C virus；HCV)は主要な公衆衛生上の問題であり，アメリカにおける死因の上位にある慢性肝疾患を引き起こします(Kim, 2002)。アメリカでは，270万人以上がHCVに感染していると推定され(Alter et al., 1999)，世界保健機関による世界の1億2300万を対象とした調査では，HCV感染の有病率は推計2%でした(Perz, Farrington, & Pecoraro, 2004)。アメリカにおいて精度の高いスクリーニングが可能になった現在，HCV感染において最も多いリスクファクターに1992年以前の輸血が含まれます。ほかには，静脈注射薬や危険な性行為があります。アメリカにおける第一のリスクファクターは，注射薬の使用です。

慢性のHCV感染患者の5〜20%が，約20〜25年を経て肝硬変を発症したと報告されています。HCV関連の肝硬変を患う患者は，肝臓がんと同様に末期の肝疾患に至るリスクを抱えます。急性のC型肝炎に罹患した人では，15〜45%が回復し，長期的な合併症のリスクもなく，治療も必要としません。

しかし，慢性のC型肝炎患者は生涯にわたる疾患としてC型肝炎に直面することになります。疾患が進行するペースはたいていゆっくりですが，肝硬変に至ることが大きな懸念となります。20年以上を経て発症することが多いのですが，より年配になってからの感染で，とくに男性の場合に肝硬変に至りやすくなります。より具体的には，毎日50g以上のアルコールを摂取している，肥満または実際に脂肪肝（肝臓の細胞で脂肪が蓄えられる）である，HIVに共感染した（Strader, Wright, Thomas, & Seef, 2004），このような男性の場合にリスクが高まります。

HCVが1989年に同定されて以来，適用される治療の効果は一貫して上昇しています。治療の目標は，慢性のC型肝炎に関連するさまざまな長期的合併症を避けるため，ウイルスを根絶することです。現時点で適用できる最も効果的な治療の組み合わせは，効用期間が長いペグインターフェロンアルファの皮下注射と経口薬のリバビリンであり，多くの場合は少なくとも48週間以上続けられます。これが，現在のアメリカにおける代表的な抗HCV療法です。持続性ウイルス陰性化率（sustained virological response；SVR）は，HCVの遺伝子型や感染の重症度（ウイルス負荷によって測定）によって異なります。しかし，最大数の服薬を組み合わせた治療を48週間受けたあとに，46〜77%の患者から成功が報告されています（Strader, Wright, Thomas, & Seef, 2004）。

併用療法は効果的ですが，たいてい副作用を引き起こします。たとえば，疲労感，インフルエンザ様の症状，胃腸障害，神経科学的症状（とくにうつ），血液学的な異常などです。治療を受けた患者の約75%は減薬や中止を必要とする併用療法の副作用を一つ以上体験するため，多くのC型肝炎患者が副作用を嫌がって，治療を中断したりアドヒアランスを低下させてしまいます。

C型肝炎患者は，精神疾患にかかるリスクも高いとされています。とくに薬物依存とうつです。C型肝炎患者におけるうつの合併率は22〜49%の範囲と報告されています（例：Kraus, Schafer, Csef, Scheurlen, & Faller, 2000；El-Serag, Kunik, Richardson, & Rabeneck, 2002）。興味深いのは，C型肝炎の治療を受けている23〜40%の患者が治療中に大うつ病を発症するという推計です（例：Dieperink, Ho, Thuras, & Willenbring, 2003；Bonaccorso et al., 2002）。また，併用療法は生体医学的にうつを引き起こす可能性があるともいわれています。

抗うつ剤がインスリン誘発性うつの治療に効果があるというエビデンスも増えています（例：Hauser et al., 2002；Gleason, Yates, Isbell, & Phillipsen, 2002）。予備調査の段階ですが，慢性のC型肝炎の治療において，医療的なケアとともに統合的なメンタルヘルスケア（認知行動療法を含む）を実施することで，治療へのアドヒアランスが改善するという報告もあります（Knott et al., 2006）。現時点で認知行動療法の無作為化比較試験はありませんが，CBT-ADのようにアドヒアランスのスキルトレーニングとうつに対するCBTとが直接的に統合されたアプローチは，C型肝炎を治療している患者のうつとアドヒアランスの改善に適用可能であることがエビデンスから示唆されています。

がん

将来的にがん治療がどのような形態で実施できるかは，経口薬の化学療法が利用可能になるかどうかで大きく変わるでしょう。すでにいくつかの経口薬の化学療法が実施可能で，さらに多くの薬剤が効果を検証されている最中です。現時点ではがんに対する化学療法の薬剤のうち経口薬として利用できるのはわずか5％のみですが，開発中の薬剤は20～25％が経口薬であると推察されています（Bedell, Hartigan, Wilkinson, & Halpern, 2002；Birner, 2003）。経口薬の化学療法は，多発性骨髄腫（骨髄），乳がん，肝臓がん，肺がん，大腸がんなど，さまざまながんに適用可能です。標準的な静脈注射に比べてこれらの経口薬は，非常に簡便で治療時間も短い点で優れています。しかし，副作用のセルフモニタリングを患者に求めることになり，十分な効果が得られるかどうかは，患者が処方どおりに服薬するかどうかというアドヒアランスに依拠することになります。また，患者が自分で治療を管理できるようになると，結果的にヘルスケアの提供者に患者が接触する機会が減ることになります。がん自体の疾病の深刻さによって，がん患者は治療へのアドヒアランスを守る意欲が高いとされますが（Waterhouse, Calzone, Mele, & Brenner, 1993），経口薬を使用した乳がん患者と血液系腫瘍患者を対象とした調査では，アドヒアランスの低い者の割合がそれぞれ43～50％に至ったとの報告もあります（Lebovits et al., 1990）。

これらの新しい治療法に対するアドヒアランスのなさには，一般的に生じやすい吐き気などのさまざまな理由がありますが，大きくはがんそのものによる理由と，治療の副作用による理由とに分かれます。吐き気が生じる場合，

その患者が化学療法の経口薬を飲み続けることは難しくなります。厳格な管理計画へのアドヒアランスを維持することが非常に難しい患者もいます。経口薬には十分な効果がないのではという心配や，副作用を避けたい，保険が適用されにくい経口薬の費用を抑えたいなど，さまざまな理由から自分のヘルスケア提供者に相談もせず，患者が自分で服薬を変更してしまうこともあります（Bedell, 2003）。

アメリカがん協会（2006）は，治療中のがん患者の 25% 以上が臨床的にうつ状態であり，経口薬の化学療法を用いる患者の多くもうつを体験していて，それが治療へのアドヒアランスのなさにつながると推察しています。経口薬を正確に管理する責任は大半が患者にあるとされ，うつはアドヒアランスの低さに影響することから，うつ状態の患者はがん専門医がすすめる治療へのアドヒアランスが低いとされます（例：Goodwin, Zhang, & Ostir, 2004）。このことから，化学療法の経口薬を用いているうつ状態のがん患者も，CBT-AD から恩恵が得られるといえるでしょう。

4. まとめ

うつは，一般的に医学的疾患の合併症として生じやすく，ストレスそのものでもあり，何かを阻害するものでもあります。さらに，うつの主症状や副症状は，医学的に必要な治療手続きを維持するのに求められるセルフケア行動に強く影響します。アドヒアランス行動を促す統合的 CBT のアプローチは，うつに対する心理社会的治療として最も広く研究されていて，必要となる特定のアドヒアランス行動が何かにかかわらず慢性疾患患者の健康改善に大きく貢献するでしょう。詳しい介入法は第 4 章で扱います。

第3章 モジュールⅠ：CBTについての心理教育と動機づけ面接

(ワークブックの第1,第2章に対応)

> **必要な資料**
> ☐ うつのCBTモデル
> ☐ 動機づけ練習：変化することのメリット，デメリット
>
> **概　要**
> ☐ アジェンダ設定
> ☐ CES-Dのうつ得点をふり返り，患者と話し合う
> ☐ 前週の患者の治療アドヒアランスをふり返る
> ☐ うつと治療アドヒアランスとの関係を話し合う
> ☐ どのようにうつが治療アドヒアランスに否定的な影響をもたらすかについての情報を提供する
> ☐ 患者の症状について話し合い，患者にとってのうつのCBTモデルを作成する
> ☐ 動機づけの情報と練習をふり返る
> ☐ セッションの構成について話し合う

1. アジェンダ設定

　毎回のセッションを，患者と相互的なやりとりを通じて，アジェンダを設定することから始めます。これにより構造的な焦点づけを保ち，あなたの患者が問題解決の対象となる最も重要な課題について合意することを助けます。このモジュールでのセッションの焦点は，うつと治療のアドヒアランスとの関係を見出すことです。

2. CES-Dによるうつの重症度のふり返り

　これから毎回のセッションの開始時に行うことになりますが，患者にはワークブックに記載されているうつの自記式尺度であるCES-Dに回答してもらいます。得点を簡単に確認し，もしすでに実施されたものがあり（たとえば，インテーク時），前回の測定から変化した症状があれば，それを記録しておきます。治療の進捗にあわせて，何が有効で何が有効でなかったかを検討するために，それまでのセッションの得点を確認することが役立ちます。

　これはまた，今後の治療での「ホームワーク」を見直したり，どの介入法が重要な進歩を生み出したかを探る際のポイントとなりうるものです。すなわち，もし患者が「ホームワーク」を完遂し，よい気分であったなら，その点を強調することができるでしょう。もし患者が行動的な変化に手を伸ばすことができず，患者のうつ症状が変化していないのなら，これはそのあとのセッションにおいての動機づけを高めるためにも用いることができます。ふり返ったり，経過を辿りやすくするために，CES-Dの得点を患者の診療記録に加えておくとよいでしょう。

　毎セッション記録される進捗状況記録表を用いることでも，患者の進展の経過を辿ることができるかもしれません。ワークブックにおいては，毎セッションのCES-D得点，治療アドヒアランスの得点，前週のホームワーク，取り扱われた特定のモジュールの記録を記入する欄が含まれています。このチャートは，患者のうつが悪化し，さらなる治療を必要としていないか（例：薬物療法への紹介，増強療法，または入院など）を検証するうえで役立ちます。患者が自分の進捗を自ら知ることができるように，ワークブックのなかの患者版チャートも，同様の情報をカバーしています。

　未記入の進捗状況記録表と記入例（図3.4）が本章の終わりに掲載されています（p.52, 53）。このチャートは，このアプローチが適用となる複数の患者に使用することになるので，本書からコピーするか，診断と治療社のウェブサイト（http://www.shindan.co.jp/）からダウンロードすることも可能です。

　CES-Dの得点で臨床的にうつを判断するためによく用いられるカットオフ値は16点です。毎セッション希死念慮を測定することが重要で，CES-D得点

が高いか，または前のセッションの得点より25％以上の上昇がないかをとくに確認します。これにより，将来の適切な治療や，より強度の高い治療(例：患者がすでに処方されている薬物を服薬していない，または医療施設での治療を要するレベルの場合など)への紹介などを要するうつや，希死念慮の増悪を未然に防止することができます。

3. アドヒアランスと医学的な変化のふり返り

患者は週間アドヒアランスチェック用紙も記入します。この用紙は，本書に対応しているワークブックにも含まれています。治療期間の全体を通してアドヒアランス行動が向上したかどうか測定できるように，治療が開始されたばかりであっても，患者にはこの用紙を記入してもらうべきです。新しい症状や新たな検査結果(例：HIV感染患者のウイルス負荷，または糖尿病患者の血糖値検査)などの医学的な変化を前週に経験していないかを査定するために，患者にこの用紙を使用させます。これらの医学的な変化とアドヒアランス行動，および気分との関連についても話し合います。ポジティブな医学的な変化は，アドヒアランス行動の改善のための強化子として使うことができます。逆に患者の症状の悪化や検査の結果についてフィードバックすることは，治療アドヒアランスへの動機づけを高めるよい機会となることもあります。さらにそうすることによって，患者の必要により適合するように服薬計画を再設定することも可能にします。

記入済みの週間アドヒアランスチェック用紙は図3.1を参照してください。

4. うつとアドヒアランス

この最初のモジュールの目的は，慢性疾患を患っているという文脈のなかで，患者にうつについて教えることです。モジュールの強調点は，うつの3要素(認知，行動，身体)がどのように疾患の症状の維持，または悪化のサイクルに関与しているか，また治療計画を継続する能力を下げているかにおかれています。このモジュールは，ある意味で残りの治療のための基礎固めを行っているといえます。

治療の信頼性や確実性は，治療を成功させるうえで重要です。つまり，このモジュールがとくに重要なのは，この治療への動機づけを得るために，患

週間アドヒアランスチェック用紙

注意：この用紙は，毎セッションの開始時に，患者によって記入されるものです。アドヒアランスの目標はアドヒアランス向上練習（ライフステップ）モジュールの間に決定され，設定されたアドヒアランス目標に対応すべきです。例は文章中に記されています。

この1週間について，平均的にみると，あなたは自分の目標を遵守することがどれくらいできましたか。

目　標：薬をすべて服用すること

まったく できていない	できていない	ふつう	よい	とてもよい	素晴しくよい
☐	☐	☐	☐	☐	☐

この1週間について，平均的にみると，あなたは自分の目標を遵守することがどれくらいできましたか。

目　標：1日に1度，血糖値を測定する

まったく できていない	できていない	ふつう	よい	とてもよい	素晴しくよい
☐	☐	☐	☐	☐	☐

この1週間について，平均的にみると，あなたは自分の目標を遵守することがどれくらいできましたか。

目　標：週に3回運動をする

まったく できていない	できていない	ふつう	よい	とてもよい	素晴しくよい
☐	☐	☐	☐	☐	☐

この1週間について，平均的にみると，あなたは自分の目標を遵守することがどれくらいできましたか。

目　標：高脂質の食品を避ける

まったく できていない	できていない	ふつう	よい	とてもよい	素晴しくよい
☐	☐	☐	☐	☐	☐

図3.1　記入された週間アドヒアランスチェック用紙の例

者は CBT-AD の原理を理解する必要があるからです。そのなかでとくに重要なのが，特定の患者のニーズに適合したモデルを作成することにあります。これには，いくつかの治療者のスキルを使いながら，患者が直面している最新のアドヒアランスの困難やうつについての情報を引き出すことと，このモデルについての話し合いにそれらの情報を盛り込んでいくことが求められます。われわれが知っていることは，このための最適な方法は，教育的な提示よりむしろ，相互的な話し合いを通じて行うことです。

5. うつの要素

うつについての話し合いは短くすませるようにします。うつの 3 側面についておもに説明しますが，それは患者の症状についての話し合いのなかで行われ，一方的ではないことが望ましいです。

認知的側面

うつの認知的側面には，人がうつ状態にあるときにもつ否定的な信念を含みます。これには，慢性疾患からくるストレスや治療に関する否定的な思いも含まれます。

行動的側面

うつの行動的側面とは，人がうつになったときに行う，または避ける特定の行動を指します。これらの行動はさらにうつを深めていくことを知らせることが重要です。おもな問題は，通常は喜びをもたらす活動を避けるようになることです。加えて，うつを呈した人は，動機づけの低下や否定的信念のために，通常の問題解決能力に支障を来しています。これは，アドヒアランスやセルフケアのための行動に確実に影響します。

身体的側面

うつによる身体症状は，エネルギーの低下，食欲の減少，倦怠感，睡眠障害，集中力の問題などを含みます。これらの症状は，慢性疾患，または薬物療法によって悪化する場合もあり，アドヒアランスにも影響することになります。たとえば，HIV 感染症においては，倦怠感はうつを増加させる主要な症状です。糖尿病では，インスリン分泌量や血糖値は，気分変動に影響します。

6. うつの CBT モデル

　患者とともに図 3.2 に示されたうつの認知行動モデル[*1]を完成させ，それぞれのカテゴリに合わせて特定の症状を書き入れてください。CBT モデルの構築は，相互的なやりとりのなかで行います。患者がうつの際に経験していると報告した特定の認知，行動，身体症状を書き込みます。

　患者に CBT モデルと，それが具体的に患者にどのように適用できるかをさまざまな面から理解させ，この CBT モデルが介入パッケージ全体を通して思い出せるようにします。たいていの場合，このセッションの大部分はうつの CBT モデルを組み立てることに使われます。どのようにうつ気分が維持され，患者のセルフケアに継続的に影響するかの理解を確認していきます。患者にこのモデルをしっかりと理解させることが不可欠です。そのためには患者が理解できる言葉を用いなければなりません。たとえば，**認知**という言葉は，この治療の名称の一部（例：「認知行動療法」）ですが，ある患者にとってはどのような意味なのかを理解することが難しいかもしれません。その代わりに，**考え**や**信念**というような言葉を用いたほうが，患者にとっては認知や感情と関連づけて考える助けとなるかもしれません。

　これらの概念を理解することは非常に重要なので，うつの CBT モデルについては十分な時間を割くことをお勧めします。実際，ある患者には，1 セッションのすべて（または 2 セッション）を費やすこともあります。この図（図 3.2）の用紙を，やり取りしながら完成させます。患者に，自分のワークブックにメモを取ってもらう（または治療者がメモ書きをしてあげたり，関連する情報のプリントを提供する）ことはこのセッションでは有益な補助となり，そうすることで，治療が進んだときに，あなたと患者はこのモデルに立ち返ることができるようになります。

　それぞれの側面について問いかける：

[*1]「うつの認知行動（CBT）モデル」の図は，原書において二通りで表記されている。日本版では原書表記を反映させるため，「うつの認知行動モデル」と「うつの CBT モデル」の二通りを用いたが，いずれも「うつの認知行動（CBT）モデル」を示すものである。

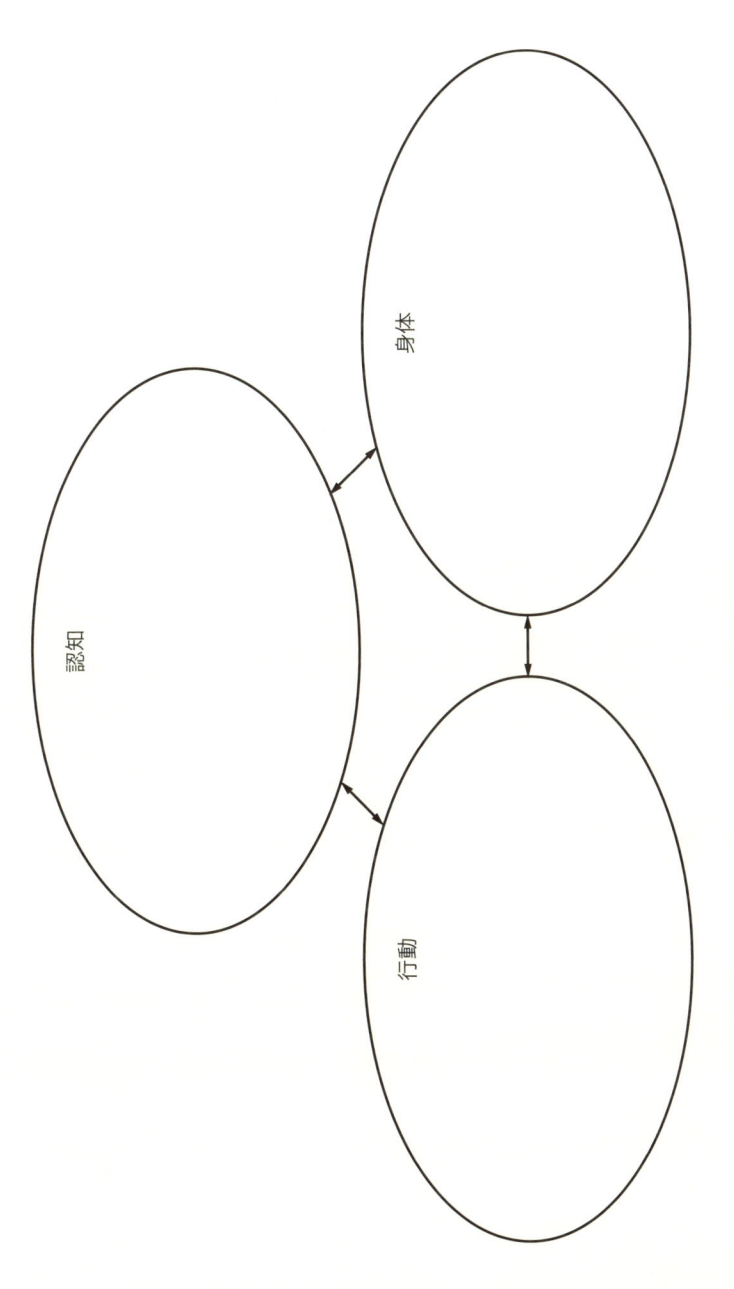

第3章　モジュールⅠ：CBTについての心理教育と動機づけ面接

身体

認知

行動

患者と相互的なやりとりを通じて、それぞれのカテゴリに特定の症状を書き入れて完成させます。

図3.2 うつの認知行動（CBT）モデル

- ■行動：どのようなことをあなたは避けていると思いますか？　うつのためにするのが少なくなったのはどのようなことですか？
- ■認知：うつになってからのあなたの考えはどうなってますか？　自分についてどのようなことを考えますか？　人との関係については？　自分の将来については？　病気については？　治療や薬については？　一番最近でとても気分が沈んだときについて考えてみてください。自分がどこにいたか想像してみてください。そのときに，あなたの頭のなかでは何が起きていましたか？
- ■身体：どのような身体症状を経験していましたか？　眠れないことはありましたか？　集中のしにくいことは？　食欲の変化は？　倦怠感やエネルギーの低下は？
- ■慢性疾患の役割：病気を持つことがあなたの考え，行動，そして身体症状にどのように作用していると思われますか？
- ■治療計画へのアドヒアランス：あなたがうつを感じたとき，自分自身のケアに関しては何が起きましたか？　その結果は？　それはあなたの気分にどのような影響を与えましたか？

7. うつのサイクル

　次の会話例を用いて，患者が報告している症状群がどのように関係しあってうつのサイクルを作り上げているのかを示します。

> 　うつ特有の考えが頭に浮かんでくる人は，活動しなくなる傾向があり，周りの人々からも遠ざかるようになっていきます。そして活動の不足と孤立は，脱力感や倦怠感を感じさせるようになります。そうした変化が今度はあなたをよりうつな気分とネガティブな考えに導きます。何かをして悪循環を壊さない限り，このサイクルは勝手にうつへと引き込んでいきます。

8. 治療の焦点

　三つのうつの要素に挑戦し[*2]，その連鎖を壊すことが，この治療の要点であることを患者に説明します。この治療プログラムを構成する各モジュール

[*2] うつの認知行動モデルを作成すること。

の概要と，うつの各要素がそのなかでどう取りあげられるのか，治療アドヒアランス向上のためにモジュールがどう用いられているのかを示します。

1. ライフステップでは，治療アドヒアランスを促進し，アドヒアランスにつながる行動にネガティブな影響を与えるうつの影響を減らすことを教える。

2. 活動計画では，気分を改善する活動を増やし，うつを悪化させる行動（例：回避や引きこもり）を減らしたり，無くすことを通じて，うつの行動的要素に目を向けていく。

3. 認知再構成は，うつを助長する否定的信念に挑戦することを患者に教え，より適応的な信念を形成することを教える。

4. 問題解決法は，患者によりうつを助長する可能性のある問題に対処するうえで，より適応的な方略を形成できるように助ける。

5. リラクセーション練習では，患者にうつの身体的症状を同定するツールを提供する。

6. メンテナンスのモジュールでは，患者が「自分自身の治療者になる」ように助けていく。学んだスキルを生活上のストレス要因に合わせながら継続していく。

 治療者ノート：もしあなたがこのモジュールを2セッションに分けて行う場合，この部分で区切ると自然です。この場合には，次のセッションはそれぞれのセッションの形式（アジェンダを決める，CES-Dでの気分チェック，アドヒアランスチェック）を簡単にふり返ることから始め，次に設定されている内容に移っていきます。

9. うつを緩和することへの動機づけ

動機づけ面接（Miller & Rollnick, 1991）による介入は，患者が自分の生活においてのセルフケアや機能不全などにおけるうつの影響を検証するのに役立

ちます。慢性疾患を抱えながら生活するためにセルフケアに関係する事柄を強調するようにしましょう。

　このプログラムに参加するうえでの患者の目標を一緒に話し合います。この患者が普段から持っているやる気のレベルはどうか。初回の評価やアセスメントを用いて問題のある領域をふり返ります。この治療を続けるにあたって予測される困難（例：プログラムに来ること）についても話しておきます。

　患者の問題をうつのCBTモデルに関連づけていきます。次のように質問しましょう。「あなたが経験している困難をこのモデルにどのように当てはめますか？　あなたの病気はこれらの症状にどう影響していますか？」。それぞれの要素と患者が現在経験している特定の問題とがどう関連しているかをみえるようにしていきます。

10. 動機づけのたとえ話

　うつのサイクルを具体化するために次のたとえ話を用います。

　　お話しましたように，うつとは循環です。
　　うつになると，自分を変えたいと思うことがより難しく感じるようになり，あなたは変化への動機がもてないので，よりうつを感じるようになるからです。

　　一つの考え方ですが，これは穴にはまってしまうことにたとえられます。たとえば，ある人が穴にはまってしまったけれども，そこから抜け出すための道具はシャベルしかもっていないとしましょう。この人は，穴を掘る方法は知っているので，それは簡単なことで，しっくりくることだと思います。ところが，もしこの人がシャベルでそれを続けていくと，つまり穴を掘っていくと，穴はどんどん深くなっていくでしょう。

　　ある日，誰かが来て，ハシゴを下ろします。でも，この人が唯一知っているのは，穴を掘ることだけです。穴を掘ることには違和感がないのですが，今，目の前には別の選択肢が用意されています。

> それだけではありません。ハシゴについても問題があります。ハシゴは
> や・け・どをするほど熱いのです。ハシゴを登るには痛みを伴うし，難しいこ
> となので，穴を掘るほうが快適で簡単です。しかしながら，ハシゴを選ぶ
> ことはその人を穴から出すことになります。

(Linehan, 1993 を改変)

11. 動機づけ練習：変化するメリットとデメリット

　患者と動機づけ練習を完成する取り組みをする：ワークブックにある**変化することのメリット・デメリット**を用います。患者の生活にネガティブな影響を与えるうつについて強調します。質問することで，患者の生活に対する希望（例：達成できていない目標，子どもをもつこと，生活の楽しい側面など）に関する話題に目を向けていきます。ワークシートのそれぞれの行列にある項目を網羅しているかを確認し，変化のメリット，デメリット，変化しないことのメリット，デメリットを指摘するようにします。たとえば，変化しない大きなメリットとは，変化するための取り組みをしなくてもよいということです。少なくとも自分の現状においては，何がどうなっているかがわかるし，自分は快適でいられる，というように，人によっては異なる考えが引き出されるかもしれません。

　図 3.3 には，動機づけ練習の例が示されています。

　変化する利益，不利益に関するこのワークを終えたあとに，患者のうつを変え，患者の治療計画書に対する動機づけについて，1 をまったく動機づけがない，10 を動機づけが高いという指標で評価します。

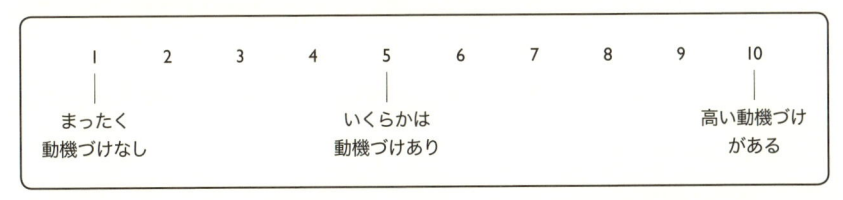

```
  1    2    3    4    5    6    7    8    9   10
  |                   |                        |
まったく            いくらかは              高い動機づけ
動機づけなし        動機づけあり            がある
```

　もし患者が 10 以外の数字を示した場合，「なぜあなたの動機づけは 10 ではなく＿＿＿＿＿なのですか？」と尋ねるようにします。多くの場合，これは治療計画を遵守したいと望む理由についての対話を促進することになりま

動機づけ練習：変化することのメリット・デメリット

	メリット	デメリット
変化させる うつをよくするためにやってみる	よくなったと感じられ，自分をより大事にできる	変えようとすると，何が起こるかわらない
	多分，私の病気はよくなる。少なくとも，悪化はしない	少なくとも，今のままでも快適でいられる
	家族のために一緒にいて，もっと子どもたちと時間を過ごせるようになる	変えるには努力をしないといけないかもしれない
変化させない 現在のままにしておく	一生懸命やる必要がないし，変化を起こすために努力せずにすむ	自分が変えなければ，自分の病気は悪化する
		ほかの大切な目標に取り組んだり，達成することができないかもしれない

図 3.3 動機づけ練習の例

す。たとえば，「健康でい続けたい。」，「長生きしたい。」などです。対話をこうした質問ではじめるとよいでしょう。そして患者が高い数字をつけなかった理由を聞いていきます。こうすることで，ふつうは抵抗している理由を浮き彫りにすることができます。こうしたやり取りをきっかけとして，変化の是非を明らかにすることや，この治療がどのようなものになるかについて話し合うようにしましょう。このプログラムに参加する動機が患者側にまったくない場合，治療をもっとゆっくり進めたり，部分的にやってみたりしたあとで，もう一度，進み具合のチェックをし，必要ならば他のアプローチに挑戦してもらうようにします。

12. 治療のフォーマット

患者に毎セッション，以下の事柄が含まれることを説明します。

アジェンダ設定

アジェンダを設定することから毎回のセッションを始めることが重要です。これは，うつの治療と医療的なアドヒアランスに焦点を当てるという構造を維持し，患者にこれからのセッションではどのようなことが起こるのか

について準備させるのに役立ちます。

　精神的な介入に従事するものが与えられた一つの挑戦は，患者，とくに慢性疾患を抱える患者が直面する困難や問題解決法に集中せずに，長々とこれまでのあれやこれやについて話すのに巻き込まれてしまわないようにすることです。時には，それらの問題がうつやアドヒアランスにかかわっていることもあるので，そのときにはセッションのなかで扱う話題にそれらを織り交ぜていく必要があります。しかし，多くの場合は，相手の困難に共感することと，その人にとって，この治療法の問題点の一つとして，うつやアドヒアランスをマネージするスキルを身につけることに終始している点であることを認めてあげることです。

　通常，この療法のアプローチとしては，新しく出てくるさまざまな問題に対し，身につけた治療モデルを応用できるようにしていくというものになります。

進捗をモニターする

　先に述べたように，この治療アプローチでは，進捗を定期的にモニターすることを含んでいます。うつ症状の評価を施行し，毎週の治療アドヒアランスをふり返ることで，どのスキルが患者の役に立っているかを判断できます。うつの尺度やアドヒアランスに付随する問題のパターンに変化がなければ，今後の話し合いに含められます。われわれはCES-Dの使用を推奨しています。ホームワークをふり返るのと同じように，現在の症状の得点について話し合うところから毎セッションを始めるのが重要であることに気づいたからです。

ホームワークのふり返り

　それぞれのモジュールの終わりには（最初のときを除く），治療者と患者とでホームワークの設定を行います。ホームワークは，セッションの間に話し合われた新しいスキルを練習するために行われます。このホームワークは，次のセッションのはじめにふり返りを行います。

　患者が積み重ねていく成功と，患者が直面すると思われる障害や困難に対して，問題解決していくのを認めてあげることが重要です。新しいスキルの

進捗状況記録表

日 付	実施した モジュール	CES-D の得点	アドヒアラ ンスの評価	ホームワークの内容	先週のホーム ワークの評価

進捗状況記録表

日付	実施したモジュール	CES-Dの得点	アドヒアランスの評価	ホームワークの内容	先週のホームワークの評価
3/6	心理教育と動機づけ面接	28	50%	なし	なし
3/13	ライフステップ	30	65%	アドヒアランスにつながる行動をする	2
3/20	活動計画	20	75%	―アドヒアランスの練習 ―活動記録表の記入	3
3/27	認知再構成1	18	60%	―アドヒアランスの練習と活動計画 ―最初の四つの思考記録を記入する	4
4/1	認知再構成2	16	65%	―アドヒアランスの練習と活動計画 ―思考記録をすべて記入する	3
4/15	認知再構成2	12	85%	―アドヒアランスの練習と活動計画 ―認知再構成の練習と合理的反応	5
4/15	問題解決	10	100%	―アドヒアランスの練習と活動計画 ―問題解決用紙の完成	5
4/22	今までのふり返り,メンテナンス,再発予防	8	100%	―アドヒアランスの練習の継続 ―活動計画 ―認知再構成 ―問題解決とリラクセーション練習用紙の完成	4
4/29	今までのふり返り,メンテナンス,再発予防	8	100%	―アドヒアランスの練習の継続 ―活動計画 ―問題解決とリラクセーション ―再発予防の実施 ―1か月のふり返りシートの記入	5

図3.4 進捗状況記録表の記入例

ホームワーク得点記録表

方法：前回のセッション以降のうつ治療のスキルの練習を評価してください。あなたと治療者とで話し合った箇所だけに印を付けてください。あなたの治療者が，マニュアルに記載されている順とは異なってモジュールを実施している場合があります。また，自分の練習についての記録を書いておくと，治療者と話し合うことができるでしょう。右側のコラムに記入をしてください。

スキル	✓	宿題についての記録
活動計画 活動と気分を日ごとに週間活動記録表で観察する		
認知再構成（適応的な考え方） 自動思考の同定 考え方のくせの同定 思考記録を用いて自動思考と考え方のくせを照らし合わせる 自動思考に挑戦し合理的反応を発見する		
問題解決 問題解決の練習（問題の明確化，可能な解決策の検索，最善案の選択） 対応可能なステップに問題を分ける		
リラクセーション練習 腹式呼吸 筋肉のリラクセーション		

繰り返しと練習は，慢性疾患をもつ患者の治療の効果を最大限に高め，改善を維持するうえで重要です。本章の最後とワークブックには，ホームワークをモニタリングするチェックリストが記載されています。

ホームワークの設定

前述したように，各セッションの最後に患者と治療の間に学んだスキルを基盤としたホームワークを取り決めるようにします。

13. 治療についての考えを取り扱う

次のモジュールに進む前に，患者が治療について考えていることがあれば話し合っておくことが重要です。もし患者がうつの治療を過去に経験しているのであれば，それについて話をするようにします。いくつかの質問する事柄として，過去にうつの治療を受けたことでよかったことやよくなかったことはどのようなことですか？　この特定のプログラムに参加を決めたのはどうしてですか？　役に立ったこと，とくに役に立たなかったことは何ですか？　などがあげられます。

第4章 モジュール2：アドヒアランス向上練習（ライフステップ）

（ワークブックの第3章に対応）

必要な資料
- ☐ 患者が記入したうつのCBTモデル
- ☐ アドヒアランス目標用紙
- ☐ セルフケアの手掛かりとなるリマインダー用シール
- ☐ 薬入れ（当てはまる場合）
- ☐ 週間アドヒアランスチェック用紙

概　要
- ☐ アジェンダ設定
- ☐ **CES-D**のうつ得点をふり返り，患者と話し合う
- ☐ 前週の患者の治療アドヒアランスをふり返る
- ☐ 前のモジュールの資料をふり返る
- ☐ アドヒアランスの介入（ライフステップ）を実施する（ステップの概要は**表4.1**を参照）
- ☐ すべての新しい計画をふり返る
- ☐ ホームワークを出す

治療者用ノート このセッションの前に患者の特定の医学的な関心についてふり返り，彼/彼女の疾患に必要なアドヒアランス行動がどんなものかを熟知しておくことが重要になるかもしれません。

ライフステップという介入法は複数のステップから構成されています。そこで，その概要を示した表を収録したのでご利用ください。セッション中，

表 4.1　アドヒアランス介入の実施手順

ステップ1	アドヒアランスについての知識を対話形式で提供する
ステップ2	診療予約にどのような交通手段で向かうか計画を立てる
ステップ3	医療提供者やメンタルヘルスのケア提供者とのコミュニケーションを最大限に生かすための計画を立てる
ステップ4	薬の副作用や治療計画に対処するための計画を立てる
ステップ5	薬やその他のセルフケア用品を入手するための計画を立てる
ステップ6	服薬やその他のセルフケア行動(例えば糖尿病患者にとっての糖測定や運動など)に関する日々のスケジュールを作成する
ステップ7	薬を保管しておくための計画を立てる
ステップ8	薬を飲むため,あるいはその他のセルフケアの手段(例えば糖測定)を実施するための手掛かりを作る
ステップ9	アドヒアランスに関するちょっとした失敗に適切に対処し,再発を防ぐための準備をする
ステップ10	すべての計画をふり返る
ステップ11	(必要に応じて)フォローアップの電話をかける

患者への介入を行っている際にこの表をガイドとして参照し，利用することができるでしょう。必要であれば本書からコピーしたり，あるいは診断と治療社のウェブサイト (http://www.shindan.co.jp/) から表をダウンロードしたりすることができます。

I. アジェンダ設定

　この先の CBT セッションでは，より一般的にうつや生活上のストレスに取り組むことになります。このモジュールでは，アドヒアランスとセルフケア行動に焦点を当てた特定のセッションによって，この先の CBT セッションで新しく発生する問題に治療者と患者が気づけるようになるだろうという期待を抱かせます。筆者らはこのモジュールを次のように概念化しています。このモジュールはとくにアドヒアランス行動に取り組むことで，今後のセッションのための土台を提供しています。一方で，さらなるモジュールはこうしたアドヒアランス行動を維持しようとする試みのなかでうつの治療の助けとなります。

　このモジュールは治療のアドヒアランスに焦点を当てており，ライフステップ (Safren et al., 1999) とよばれる，それ自体独立したエビデンスに基づく，認知行動的かつ問題解決的な介入法がもとになっています。セルフケア行動は疾患によって大きく異なるものですが (たとえば糖尿病と HIV 感染症で)，ここで説明される方略は第 2 章で概要が示されているような，幅広い治療のアドヒアランス行動への取り組みに適用できます。CBT-AD の文脈において，筆者らは心理教育や動機づけ面接といった一般的なセッションのあと，すべての治療の始まりに向けて使えるようにこの介入法を応用してきました。CBT-AD の今後のセッションでは，アドヒアランスのスキルやこのモジュールで特定された目標に戻って参照したり，こうしたスキルや目標を統合したりしていきます。

　CBT-AD はアドヒアランスの向上とうつの治療を統合することに焦点を当てています。そのため，これ以降のモジュールはそれぞれ，ある患者に関係する特定のアドヒアランス行動をふり返り，それを具体化していきます。第 2 章で議論されたように多くの医学的疾患はそれまでの行動を大幅に変える

ことを要求してきます。しかし，もしある人が併存するうつに悩まされているなら，行動を変えることは次第に難しくなってくる可能性があります。第2章に記載されている特定の医学的疾患やアドヒアランス行動について，このセッション中に患者と話し合われます。

筆者らはこのアドヒアランス練習についてのモジュールを1回のセッションでやりきることをお奨めしています。しかしながら，多くの患者はスキルの練習を続けることが必要であり，将来のセッションでこの題材をもう一度ふり返って見直すことになる可能性もあります。このあとのうつについてのモジュールでも同様に，アドヒアランスについての題材を組み込み続けるべきです。とくに，セルフケア行動を回避することについては，うつの行動的要素の一つとして取り組むべきです。

2. CES-D によるうつの重症度のふり返り

他のセッションと同じように，患者にはうつの自記式尺度である CES-D に回答してもらいます。簡単に得点をふり返り，前回の測定から変化した症状があれば，それを記録しておきます。治療の進捗にあわせて，これまでのセッションの得点を確認しておけば，何が有効で何が有効でなかったかを検討するのに役立つので，覚えておくとよいでしょう。第3章の進捗状況記録表に得点を記録しておくことを忘れないようにしましょう。

3. アドヒアランスと医学的な変化のふり返り

患者はセッションのはじめに週間アドヒアランスチェック用紙にもひと通り記入します。それから記入された用紙を見直し，前回のセッションから何か医学的な変化がないか査定します。これには，患者の症状の変化や新しい症状の発生，あるいは何らかの新しい検査結果などが含まれます。このふり返りは患者にフィードバックを提供する機会として，また，患者がアドヒアランスに関して抱えている問題に対処するための助けとして利用します。もし必要があれば，立案された治療計画についてもう一度話し合い，患者のニーズに合わせるようにします。

4. 前のモジュールのふり返り

　うつの認知，行動，身体的要素についての議論を含め，患者に前のセッションについて思い出してもらいます。その患者に特有の要素についてふり返り，これら三つの要素がどのように相互作用することでうつやアドヒアランス不足が生じるのか，そしてセルフケアが続きやすくなるのかを患者に思い出してもらいます。筆者らがお奨めする方法は，前のモジュールで作成した患者の認知行動モデルのコピーに戻ってそれを参照することです（図3.2 p.45）。

　アドヒアランスを強調しているこのセッションのあとに続くモジュールやセッションは，こころと身体の健康の両者を標的として，このサイクルを止めようとしていることを患者に思い出してもらいます。

　患者への質問の例としては次のようなものが挙げられます：

- 私たちがやろうとしている治療について，ほかに何か質問はありませんか。
- この治療をどのようにあなたに合わせて行っていくかについて，何か質問はありませんか。
- この治療をあなたの状況に合わせて作り上げていくために役に立ちそうなことがあれば，どんなことでも結構ですので教えてください。
- 先週はいかがでしたか。気分や，ご自身の病気をケアする力について，あなたの考えや行動，そして身体の症状といった点から教えてください。
- この治療を行う意欲について，ほかにどんなことを考えていますか。

　これらの質問のポイントは，治療の信頼性や確実性を固めることにあります。とくに，患者が心配している点についてどのように認知行動モデルを適用したらよいか伝え，浮かんでくる疑問や問題に取り組むようにしましょう。

　この話し合いのあと，今日のセッションのテーマが治療のアドヒアランスについてであること，そしてうつについてはこの先のセッションでより具体的に取り組んでいくということを患者に思い出してもらいましょう。セルフケア行動とアドヒアランスについて説明しておくことが，この先のセッショ

ンの基盤として役に立ちます。この目的を達成するためには，次のような台詞が使えるかもしれません：

> この先のセッションでは，私たちはあなたのうつを対象とし，あなたの気分の助けになるようなスキルに本格的に取り組んでいくことになります。今日のセッションではまず，あなたが自分の病気に対処するのに役立つ最高のスキル，そのすべてをあなたはすでにもっていることを確かめるところから始めていきたいと思います。これが大切なのには二つ理由があります。一つは，自分の病気に対処するためにできることはすべて自分でやるようにすることが，あなたの身体を健康に保つための最もよい方法だからです。二つ目は，あなたがすでに自分で計画を立て，さらにその計画を実践するスキルも持ち合わせていると感じることでセルフケア計画に圧倒される気持ちが減れば，うつを感じることも減ると思われるからです。ですから，ここが私たちのスタート地点になります。そしてこのプログラムを通して，私たちはこれらのスキルに戻ってふり返るようにします。この計画についてピンときますか。

患者の特定の考えや行動がどのようにアドヒアランスに影響しうるか，そして今度は，それがどのように身体の状態に影響しうるか，さらにそれがどのようにうつに影響し，サイクルを続けているのかについて話し合うために，うつの CBT モデルを活用してください。

5. ライフステップ：アドヒアランスとセルフケアの向上

治療者の柔軟性と特定の介入要素を利用することのバランス

他のモジュールと同様にこのモジュールも特定の形式（アジェンダ設定，CES-D を用いた気分のチェック，ホームワークと以前の資料のふり返り，アドヒアランスに関する問題解決の手順の紹介）に従っていきますが，同様に治療者の柔軟性についても強調しています。次のセルフケア項目のいくつかは，ある患者や病気には関係していますが，その他のものはあまり関連がないかもしれません。ですから，それぞれのステップでは，あるセルフケア行

動がその患者の病気に対処するのに必要かどうか簡単に話し合うことから始め，それらのセルフケア行動のうち最も問題のあるもの，または最も重要なものに，より多くの時間をかけるようにするべきです。

アドヒアランスの要素を強くもつ医学的疾患をいくつか選び，その疾患で必要とされるアドヒアランス行動のアウトラインを第 2 章に収録しました。あなたの患者に特有の医学的状態にもよりますが，あなたの患者に必要かつ重要なアドヒアランス行動についての情報はここで話し合われるべきです。また，ワークブックを利用し，このプログラムで標的とされるような特定のアドヒアランス行動について検討することができます。

患者に「自ら取り組むことを引き受けてもらう」必要性

アドヒアランスのセッションの第一歩には，ある内科的疾患のうまくいった治療におけるアドヒアランスについて話し合うことが含まれます。患者の健康に関連した行動の変容を援助するには，セルフケア行動の重要性について分かりやすい根拠を提供することが必要です（しかしそれだけでは十分ではありません）。自己効力感を植え付けるのを援助するため，筆者らはアドヒアランスを習得可能なスキルとして説明し，この行動変容プログラムの構成要素のひとつである心理教育を利用します。

また，アドヒアランス向上練習のための問題解決ステップの多くは認知行動療法の一般的な原理から派生したものであり，情報，動機づけ，そして行動的スキル練習も含まれています (Fisher & Fisher, 1992)。しかしその目標は，患者が現在抱えているアドヒアランスに関する困難についての情報を引き出し，それらをモデルの話し合いに組み込み，患者それぞれに合わせて練習する題材を調節すること，つまり練習する題材を患者に直接関連したものにすることです。CBT モデルの文脈のなかでアドヒアランスについて話し合うことで，うつとアドヒアランスを改善させる動機づけのさらなる向上が期待されます。また，うつとアドヒアランス行動との関係の理解も促進されるでしょう。

この後に続く治療モジュールと同様に，CBT モデルの文脈のなかでライフステップの理論的根拠を提示し，それを患者のニーズに合わせて調節する最

もよい方法は，講義のような説明会形式ではなく，対話型の討論形式であるということがわかっています。

患者の医療提供者と可能な限り相談することで，患者の現在の医学的状態から考えられる重要なセルフケア行動を特定し，優先順位を付けていくことに関するあなたの能力を向上させることができます。患者と内科医，そして治療者との協同的関係が，この治療にとっての理想的な状況です。

推奨される論点とやりとりの例は，以下のとおりです。

このモジュールの目的はアドヒアランスを支援することです

このモジュールの目的は，あなたが主治医やその他の医療提供者に処方された治療計画を効果的に実践できるよう援助することです。慢性の病気を抱えた人々の多くは定期的に薬を使用することになります。その他の困難な変化が必要になる人たちもいます。たとえば食事制限や運動を増やすこと，血液やその他の生物学的な検査を利用して自分の健康をモニタリングすること，そして内科あるいはメンタルヘルスに関する診療予約を続けていくことなどです。

アドヒアランスの重要性

セルフケア行動や治療のアドヒアランスは，すべての慢性疾患における重要な要素のひとつです。医者の診察室で起こることよりも，自分の病気を管理するために日々自分の家で行うことのほうがあなたの健康に非常に大きな影響を与えることがあります。たとえば糖尿病でいえば，治療の成功の95％はセルフケア行動によって決まると推定されています。糖尿病で合併症を防ぐためには，生活習慣を変えることが薬と同じくらい影響力があることが研究で明らかになってきています。HIV感染症では，できる限りほぼ毎回時間どおりに服薬することがウイルス量を減らし，CD4細胞を増やしておくための最もよい方法です。喘息であれば吸入具を携帯し，定期的に予防薬を服用することが重い発作を防ぐための最善の方法です。ですから，慢性の病気の管理の大部分はあなたの行動にかかっているのです。

それは多くの人にとってストレスとなりうるものです。しかし，これはいいニュースでもあります。なぜなら，それはあなたの健康はあなた自身でコントロールできるということを意味しているからです。このプログラムでは，セルフケアのストレスの大部分をできる限り取り除き，医学的なアドヒアランスに必要なスキルをあなたに提供することで，あなたが自分の病気をコントロールしていると感じられるようにしたいと考えています。

圧倒されてしまいそうな物事を自動化する

　合併した医学的疾患を管理するために必要な，数多くの新しい物事にはじめて直面すると，多くの人は圧倒されたように感じることがあります。自分の病気を管理できることと，あなたがどのような人物であるかということとは関係ありません。それは時とともに変わるものであり，スキル次第のものであり，あなたが自分自身でうまく実行しなければならない治療計画を支援してくれるものでもあります。それは，はじめて車の運転を学ぶようなものだと考えることができます。まずはすべての手順について学び，なぜそれらが大切かを学ぶ必要があります。つまり，どのようにハンドルを握るか，ペダルにどのくらいの圧力をかけるか，いつミラーをチェックするのか，といったことです。はじめのうちは，この手順のどれをするにもたいへんな注意と努力が必要です。しかし時間が経つとともに，次第に手順のようには感じなくなり，より無意識的な行動のように感じられます。私たちはできる限り，あなたが自分の病気を十分に管理するために必要なスキルを学ぶ手助けをしたいと考えています。そうして，あなたがそれらのスキルを，車の運転に含まれる手順と同じくらいほとんど無意識の行動だと感じられるようなやり方で，生活のなかに組み込むことができるよう手助けしたいと考えています。ちょうど自分が行きたい場所へ行くために車の運転の手順を学ぶのと同じように，あなたの病気を管理するのに含まれる手順を学ぶことが，あなたがよりよい健康を手に入れるための最もよい方法なのです。

問題解決

　問題解決練習は人々がストレスフルな，あるいは圧倒されてしまうよう

な問題に対処するための全般的な練習法を紹介しています。問題解決には，問題を明確にし，それをいくつかのステップに分解することが含まれます。全般的なアプローチのために，あとのモジュールが充てられていますが，その前に医学的なアドヒアランスに問題解決を適用してみましょう。

問題解決でまずはじめに求められるのは，問題を明確にし，目標をはっきりと言葉にすることです。ですから，今日はそこから始めましょう。

アドヒアランスの目標を明確に表現する：医学的疾患の要素をふり返る

次の資料の土台を作るために，あなたの患者に関連する治療のアドヒアランス行動について話し合います。このプログラムで標的とするアドヒアランス行動を患者とともに特定していきます。

あなたの助けを得て，患者はワークブックにあるアドヒアランス目標用紙を使い，あとに続くステップで標的となるセルフケアのためのアドヒアランス行動のリストを記入していくでしょう。図4.1と図4.2には患者のために二つの異なる慢性疾患患者による記入済み用紙の例が用意されています。

第2章を参照し，患者がもっている特定の疾患に関連した資料を見直しましょう。もしその患者がこのマニュアルで取り上げられていない疾患をもっている場合には，アドヒアランス目標を導き出すことにこのセッションの一部を使うようにしましょう。繰り返しになりますが，患者の健康のためには何が最も重要なのか理解し，セルフケアとアドヒアランスの目標を定式化するのを援助するためには，患者の医療提供者に意見を聞くことが重要です。

それぞれの行動について話し合い，アドヒアランスによるメリットとアドヒアランスがないとどうなるかについて要約することで，患者のアドヒアランスに対する理解を促進させます。同様に，自分の治療計画を遵守するのは困難かもしれないが習得可能なスキルであることを説明します。

あなたが患者とともに，次のようなアドヒアランスのステップについての計画と予備の計画を立てることに取り組んでいくと，患者のニーズに合わせ

第 4 章　モジュール 2：アドヒアランス向上練習（ライフステップ）

アドヒアランス目標用紙

名前	日付

アドヒアランス/セルフケアの目標を作成し，ここに書き込みましょう．

目標 1	1 日に 2 回，血糖値を測定する
目標 2	毎日 2 回，経口薬を飲む
目標 3	インスリンを携帯し，必要に応じて服用する
目標 4	日々の食生活へのアドバイスに従う
目標 5	週に 3 回，30 分の運動（有酸素運動）をする

図 4.1　糖尿病患者の記入済みアドヒアランス目標用紙の例

アドヒアランス目標用紙

名前	日付

アドヒアランス/セルフケアの目標を作成し，ここに書き込みましょう．

目標 1	毎日時間どおりに薬を飲む
目標 2	3 か月ごとに主治医の診察を受けるようスケジュールを立て，実際に診察を受ける
目標 3	副作用対策に毎日メタムシルを飲むのを忘れない
目標 4	週 3 回の運動（ウエイトを持ち上げる）

図 4.2　HIV 感染患者の記入ずみアドヒアランス目標用紙の例

てこの介入をより効果的に調整するために，患者から情報を得ることが必要になります．アドヒアランスの障害と促進要因についての議論を促進させるために，あなたは患者に次のような質問をするかもしれません．

> 始める前にお聞きしたいのですが，あなたは自分の治療計画に対するアドヒアランスについてどのようなことを考えていますか（つまり，服薬や糖

測定について)。あなたの治療計画を遵守するのにどのようなことが障害になる可能性がありますか(つまり,スケジュール管理やうっかり忘れ,ネガティブな考え,うつなど)。

例:
- あなたが薬を飲むのを忘れてしまいがちなのは,いつもどんなときなのでしょうか(例:朝,夜,週末,外出時)。
- どうやって薬を飲むのを思い出しましょうか(例:目覚まし時計,朝食と一緒に飲むようにする,そのほかの活動をしているときに飲むようにする)。
- ときどき,薬を飲む気がしないほど落ち込んでしまうことはありませんか。自分の薬を見たとき(あるいは糖測定装置やその他の物を見たとき),どのようなことが心に浮かぶでしょうか。

服薬アドヒアランスの障害として取り組むため,そしてあとで認知再構成のモジュールで話し合うために,ネガティブな考えを探りましょう。アドヒアランスの妨げとなり,うつを増大させる可能性のあるネガティブな考えの例は次のようなものです。(📝 ノート ワークブックには患者が考えをリストアップするためのスペースが用意されています)

1. 薬によって私は気分が悪くなるだろう(たとえば頭痛がするだろう,吐き気がするだろう)。
2. 薬はどうせ何の助けにもならないのに,なぜ飲まなければいけないのか。
3. 薬は私の助けになるよりもむしろ私の害になる。

あなたがこの治療計画に従おうと思う理由は何ですか(つまり,目標のためか,家族のためか,重要な他者のためか)。あなたがアドヒアランスを守り,自分の病気に気を配る理由の上位五つを挙げてください(📝 ノート ワークブックには患者が理由をリストアップするためのスペースが用意されています)。

例:
1. 娘の卒業のために生きていたい。
2. いくらかボランティアができるくらいには健康でいたい。

3. もう一度，工芸品が作れるようになりたい。
4. また入院しなければならないような状態にはなりたくない。
5. さらなる合併症が起きるのを避けたい。

問題解決のステップに移行する

アドヒアランスに関連した問題を解決する過程を紹介し，説明します。次のように話すことができます。

> これから私たちは，人々が治療のアドヒアランスについて抱える問題のリストを検討していきます。アドヒアランスと関連したそれぞれの問題に取り組み，それを解決し，練習を続けることで，あなたはアドヒアランスを日課の一部にできるでしょう。
>
> あなたのアドヒアランスに関連した問題を解決するために，目的法とよばれるテクニックを使っていきたいと思います。
>
> 目的法の最初のステップは
> ■ **も：目標をはっきりさせる**
> 　詳細なアドヒアランス目標をはっきりさせることです。
>
> 2 番目のステップは
> ■ **く：苦労しそうな点を特定する**
> 　目標を達成する際の苦労しそうな点を特定することです。
>
> 最後のステップは
> ■ **てき：適切な計画と予備の計画を立てる**
> 　その障害を克服するための適切な計画を立てると同時に，予備の計画も作っておくことです。

これらのステップは概要のみが示されています。しかし，それぞれの段階で話し合いをするよう意図されており，ワークブックには患者が目標や障害，計画のそれぞれを書き込むスペースが用意されています。

6. ライフステップ

ライフステップ1：予約をとる

　この最初のステップは，患者が診療予約をとるのを促進する方法を見つけられるよう援助します。さらに，その助けとなるような問題解決スキルを患者が使うのを援助します。

● 目的法

　も：目標をはっきりさせる
　診療予約に関するアドヒアランス目標を明確に述べる。

　　推奨される質問；
　　■ どのくらいの頻度で診療予約をとりますか。
　　■ こうした診療予約をとるためにはどこへ行きますか。

　く：苦労しそうな点を特定する

　　推奨される質問；
　　■ 何があなたに約束を守れなくさせてしまいますか(例：さまざまな仕事のスケジュール，診療時間中の仕事，病院から遠い)。

　てき：適切な計画と予備の計画を立てる

　　推奨される質問；
　　■ 天気が悪い場合や普段，使っている道が使えない場合，どうやって約束を達成しますか(例：近くに公共交通機関はあるでしょうか，病院は利用者のための医療用バンを所有しているでしょうか，電話して予約を変更することはできるでしょうか)。
　　■ どのようにスケジュールを立て，覚えておけるようにすることができますか。

問題が生じたときのために予備の計画を立てておきましょう（例：朝の早い時間または午後の遅い時間に予約をとる，昼休みの間に行く，他の交通機関が使えなくなったときのために公共交通機関の時刻表を知っておく）。

ライフステップ2：治療チームとコミュニケーションをとる

自身の医療提供者とのコミュニケーションは，治療を成功させる鍵の一つとなる可能性があります。多くの患者にとって医療提供者に聞きたい質問を思い出すのは難しいことであり，医療機関を訪れている間は神経質になり，情報を忘れてしまうということがわかっています。患者とコミュニケーションに関する問題について話し合い，次の診療での目標を達成するという観点にかなった計画を考え出すことが重要です。

● 目的法

も：目標をはっきりさせる
患者が医療提供者に聞きたい，または話し合いたい疑問やコメントを明確に述べる。

推奨される質問；
- 次に医者の診察を受けている間に，自分の症状や薬，薬の副作用，あるいは推奨されるセルフケア行動について聞きたいことは何ですか（例：食習慣や運動についての質問）。

く：苦労しそうな点を特定する
患者が医療提供者とコミュニケーションをとるうえで苦労しそうな点を特定する。

推奨される質問；
- あなたが考えている質問を医者にできないとしたら，どんな原因が考えられますか（例：これらの症状について話すのが心地悪く感じる，いつも忘れてしまう，主治医が変わったばかりでその新しい医者と気まずい，主治医は忙し過ぎて質問には答えられない）。

てき：適切な計画と予備の計画を立てる

障害を克服するための適切な計画と予備の計画を立てる。

推奨される質問；
- あなたが医者に聞きたいことを思い出すにはどうすればいいでしょうか(それらをメモしておいて次の診察に持っていくよう患者に提案する)。
- 次のような目的で，患者と質問をするリハーサルやロールプレイをする。
  - コミュニケーション上の困難を査定する
  - 恥ずかしさや気まずさに取り組む
  - 質問することに対する不合理な恐怖に取り組む
  - 医療提供者が時間的制約のためにあまりに忙しそうにみえる場合でも，患者が十分な説明を頼めるよう援助する
- リハーサルをしたあと，次のように尋ねる：あなたが主治医に質問できるようになることに関して，ほかに何か心配なことはありますか。

ライフステップ3：副作用に対処する

　多くの治療計画には副作用を伴います。そして副作用には，患者と医療提供者のコミュニケーションや協力に関するとくに重要な事柄が含まれます。副作用には多くの解決策がありえますが，副作用の改善策の多くは疾患によって異なります。あなたは，患者にとって苦痛に満ちた副作用を特定することを援助し，それらを管理する方法について内科医とつねに相談するよう，患者に求めることができます。内科医はその副作用についてさらなる査定を行い，それらに対処するための方略を特定することができます。患者の内科医と連携し，患者とともに副作用を管理するための方略を使うことができます。服薬アドヒアランスによって，多くの場合，副作用は時間とともに減少していくということを患者に理解してもらい，副作用によって服薬アドヒアランスが低下しないようにしておくことも重要です。

● 目的法

も：目標をはっきりさせる

副作用によって生じる可能性のあるアドヒアランスに関する問題について詳細に述べる。

 推奨される質問；
- あなたの薬によって生じる副作用にはどんなものがあるでしょうか（例：頭痛，吐き気，筋肉痛）。
- これらの副作用を引き起こしているのはどの薬だと思いますか。

く：苦労しそうな点を特定する

 推奨される質問；
- 副作用が服薬の妨げになったことがありますか。
- これまでに副作用に対して何かしてきましたか。これらの副作用について主治医と話していますか。

てき：適切な計画と予備の計画を立てる

 推奨される質問；
- 他の薬をもらったり，薬を変えてもらったりといったように，副作用に対して何か助けになるようなことがないか主治医に話してみることはできますか。
- ところで，薬について主治医に話すまで処方どおりに薬を飲み続けることができると思いますか。

あとのほうにあるリラクセーション練習と腹式呼吸のモジュールを参照してみましょう。副作用に対処する助けになるかもしれません。

ライフステップ4：薬やその他の健康関連製品を入手する

患者が医療提供者とともに薬やその他の製品(たとえば測定器具)を入手し続けるための計画を立てるよう促します。その計画には支払方法や薬局の選択，交通やその他の事柄に対する予備の計画，処方薬の補充計画，そして患者と薬剤師とのやりとりの管理に関する情報が含まれているべきです。

● 目的法

　も：目標をはっきりさせる
つねに十分な薬と必要な補給品の供給を受けるというアドヒアランス目標を明確に述べる。

　　推奨される質問；
　　■ 薬と医療用品をどこで入手しますか。
　　■ 薬と医療用品の支払いはどのようにしますか。
　　■ 薬局へはどのように行きますか。
　　■ これまでに薬や医療用品を切らしてしまったことはありますか。
　　■ いつ薬局に薬の補充をお願いしますか。
　　■ いつ主治医に再度処方箋を出してもらうようお願いしますか。

　く：苦労しそうな点を特定する

　　■ 薬やその他の医療用品を切らしてしまうことがあるとすれば，どんな理由が考えられますか。
　　■ 薬局に行く際，どんなことが障害になるかもしれないと思いますか。

もし患者にプライバシーや守秘義務に関する心配がある場合，2人で話し合うことを薬剤師に依頼するための，ロールプレイによるリハーサル（認知再構成を含む）を行いましょう。

　　■ 主治医からもう一度処方箋を貰うのに，どんなことが妨げになるかもしれないと思いますか。

　てき：適切な計画と予備の計画を立てる

　　■ 薬局にはどのように行きましょうか。
　　■ もし天気が悪い場合，薬局にはどのように行きましょうか。
　　■ 薬を直接あなたの元へ郵送してもらえるように，医薬品郵送の手配をすることはできますか。

第4章　モジュール2：アドヒアランス向上練習（ライフステップ）

- 必ず薬を切らさないようにするためにはどのようなことができるでしょうか。
- 必ず処方箋の補充を切らさないようにするためにはどのようなことができるでしょうか。

ライフステップ5：日々の服薬スケジュールを立てる

　このステップには手掛かり管理法（ライフステップ7参照）の土台作りと，患者が薬を飲むことを思い出す助けとなる追加の問題解決技法が含まれています。服薬スケジュールをふり返ることは薬の投与計画に対する誤解を訂正する機会にもなります（たとえば，もし医療提供者によって確認されているなら，毎日，正確な投薬スケジュールを守る必要性など）。

　ここに挙げられている例では，セルフケア行動として服薬に言及していますが，治療のアドヒアランスに関連したその他の行動に取り組むときにも，同じ方法を使うことができます。たとえば，運動や食事指導に従うこと，血糖値を測定することなどです。したがって，それぞれの患者の特定のニーズについて考えた場合，このセクションを何度か繰り返し，セルフケアのさまざまな側面について別個に取り組むことになるかもしれません（例：服薬，運動に取り組むこと，食事療法に従うことなど）。

　ワークブックにある治療計画用紙を使うことで，患者が薬を飲む平均的な1日について，また1日を通して薬を飲むための特別な環境的手掛かりや，その他の手掛かりについての詳細な案内図を作りあげる助けになります。服薬アドヒアランスに問題がある場合，この用紙を1週間それぞれの日について作ってみることや，あるいは特定の平日と休日について作ってみることが役に立つかもしれません。患者に処方された服薬計画についての情報やその他のアドヒアランス目標は，ワークブック中の週間アドヒアランスチェック用紙とアドヒアランス目標用紙で見つけられます。週間アドヒアランスチェック用紙は薬を飲むための理想の時間と状態を決めるため，そしてその他のセルフケア活動を達成するために使ってください（例：空腹時　対　食べ物と一緒に）。同様に「典型的な」スケジュールのバリエーションについて話し合い，週末と祝日のスケジュールの例を盛り込んでおきましょう。書き込まれた用紙の例が図4.3に示されています。

75

● 目的法

　も：目標をはっきりさせる
　薬を飲むよう頭にとどめておく/治療計画に従うというアドヒアランスの目標を明確に述べる。

　　推奨される質問；
　　■ いつ薬を飲みますか。
　　■ どうすれば薬を飲むよう頭にとどめておくことができるでしょうか。
　　■ どのくらいの頻度で運動をする必要がありますか。
　　■ どのくらいの頻度でその他の自己管理行動を実施する必要がありますか（例：血糖値のセルフモニタリング）。

　く：苦労しそうな点を特定する

　　推奨される質問；
　　■ いつごろ薬を飲み忘れる傾向がありますか（薬を飲み損なう潜在的なリスクとなる特定の時間を同定する。例：習慣が乱れる週末。）。
　　■ あなたは普段，何かほかのことをしているときに薬を飲むようにしていますか（朝のコーヒーとトーストのように，あるいは仕事から帰ってきたとき，または毎晩のニュースの間に）。
　　■ 習慣的に運動をするのに何が障害になりますか。
　　■ 食事療法を遵守するのに何が障害になりますか。

　てき：適切な計画と予備の計画を立てる

　　推奨される質問；
　　■ 薬を飲むとき，同時にどんな活動をすることができるでしょうか。そうすることで，それをするときにはいつも，薬を飲むことも一緒に思い出すことができるでしょう（例：朝食の間に飲む，おやつと一緒に飲む）。
　　■ 運動をスケジュールに入れるにはいつが最もよい時間でしょうか。
　　■ どうすれば食事療法に確実に従うことができるでしょうか。

治療計画

曜　日	木曜日
目　標	処方されたすべての薬を飲む

- 血糖値の確認（3回）
- 2単位のインスリンを服用する
- 身体活動を増やす

時　間	活　動	目標となる行動
朝 　6：30 　7：00 　7：30 　8：00 　9：00 　10：00 　11：00	起きる，トイレにいく 着替える 朝食を食べる 車で通勤する 仕事場に着く 仕事 おやつ休憩	血糖値を確認し，インスリンを服用する 朝の薬を飲む
午　後 　12：00 　1：00 　2：00〜4：00 　4：00 　5：00	仕　事 昼　食 仕　事 おやつ休憩 職場を出る	昼食後に血糖値を確認する
夜 　6：00 　7：00 　8：00〜10：00 　10：00 　10：30	ジムにいく 夕食を食べる テレビを見る 新聞を読む 就　寝	身体活動 夜の薬を飲む 夕食後にインスリンを服用する 血糖値を確認する

図4.3　記入ずみの治療計画の例

■ 予備の計画：外で歩くことを計画していたのに雨が降っている場合にはどうしますか。薬やインスリンを服用するのを忘れてしまったらどうしますか。

ライフステップ6：薬や医療用品を保管する

薬のなかには安全に携帯できるような保管場所や冷蔵が必要なものもあり，こうした事柄に対処するための問題解決スキルが要求されます。

● 目的法

も：目標をはっきりさせる

家にいないときでも，適切に薬を保管しておくというアドヒアランス目標を明確に述べる。糖尿病では，糖の測定機器，インスリン，そして注射器と針の持ち運びと保管が問題となるかもしれません（とくに夏場は）。HIV感染症では，患者は薬を保管しておくためのプライベートな場所を見つけたいと望むかもしれません。

推奨される質問；
■ 家を離れる際，薬を飲む時間には戻れないだろうということがすでにわかっている場合，薬（経口薬または注射剤）を持っていきますか。
■ 出かける際，薬（経口薬または注射剤）や医療用計測機器をどのように持ち運びますか（例：薬入れに入れておきますか，それともバッグに入れておきますか）。

く：苦労しそうな点を特定する

推奨される質問；
■ 外出して薬を持っていく場合には，どこにそれを保管しておきますか。
■ あなたの薬のなかには，冷蔵が必要なものはありませんか。
■ あなたが家を離れる際，薬の保管はどうしますか。

てき：適切な計画と予備の計画を立てる

推奨される質問；
- 冷蔵が必要な薬の場合，次のように尋ねる：あなたの薬を勤務先あるいは他の人の冷蔵庫に保管する代わりにどんなことができますか。保冷剤を入れた，冷蔵された弁当箱を使うのはどうですか。
- もう一度あなたの服薬時間を見直してみましょう。そして，薬を冷やしておくよう心配する必要のないやり方で薬を飲むことができないかどうか確かめてみましょう(これは薬を冷却するのを避け，薬の効能を数時間にわたって保つためです)。
- 1日のそれぞれの薬を入れておくために，小さなジップロックの袋か薬入れを買ってそれを使うことはできますか。そのほうが，あなたがその薬を飲むことになっている適切な時間や，覚えておく必要がある事柄をそれぞれの袋に書いて印をつけておくことができます。たとえば，その薬と一緒に食べてもよい，または食べてはいけない食べ物について，あるいは冷蔵に関する情報などです。
- 糖尿病の医療用品を入れるための小さな袋を薦める(例：インスリンあるいは測定機器)。
- 患者の車のトランクや，あるいは助手席の前の小物入れに予備を保管しておくことを勧める。

ライフステップ7：服薬のための手掛かり管理方略

　このステップは，患者が薬を飲むことを頭にとどめておくための方略を学ぶ助けとなります。また，患者が手掛かりを見るたびに，アドヒアランスについての適応的な思考を繰り返し練習するための方略を学ぶ助けにもなります。

　患者に対して，薬を飲むよう自分に思い出させるための手順を紹介します。色つきのシールを自分の部屋や職場のロッカー内などに貼り，薬を飲むよう思い出す手掛かりとして使います。患者はノートカード*にもシールを貼り付け，どこかでそのシールを見たときに思い出したい事柄をそのカードに書き込んでおくべきです(例：「思い出して。私は孫たちのために健康でいたいから薬を飲んでいるんだ」)。こうすることで，ライフステップ1で同定された適応的思考とシールが結び付けられます。

---

*二つ折りのカード

●目的法

も：目標をはっきりさせる

薬を飲むことを思い出し，薬を飲む動機づけを高めるための方略を用いるというアドヒアランス目標を明確に述べる。

推奨される質問；
- あなたは普段どのようにして薬を飲むことを思い出すようにしていますか。
- 薬を飲む時間が来たことに気付いたとき，どんなことを考えますか。

く：苦労しそうな点を特定する

推奨される質問；
- あなたがシールを使わないようにさせるものがあるとしたら何だと思いますか。シールはあなたが薬を飲むのを思い出すのに役に立つと思いますか。

てき：適切な計画と予備の計画を立てる

推奨される質問；
- 薬を飲む時間ごとにシールが目に入るようにするには，どこに貼っておいたらよいでしょうか(例：家の中のドアノブ付近，外のドアの鍵付近，浴室の鏡，仕事のパソコン，受話器，またはその他の役立つ場所)。
- 薬を思い出すのに役立つものはほかに何があるでしょうか(例：トイレにいくときや起きたとき，ベッドに入るときと服薬を結び付ける，タイマー式のアラームが内蔵された薬入れ，モーニングコールのサービス，1時間あるいは30分ごとに鳴るような時計またはタイマー，パソコンを使って指定した時間にアラームを鳴らす)。

ライフステップ8：アドヒアランスに関するちょっとした失敗に対処する

　このステップは患者が薬を飲みそびれたり，運動する習慣をやめてしまったり，食事療法の計画を破ってしまったりといった状況から，立ち直る助けとなるかもしれません。長期的に見れば，こういったことは起こりやすいものです。もしちょっとした失敗が起こってしまった場合には，絶望的な考えに飲み込まれて諦めてしまうのではなく，できる限りすぐにアドヒアランスプログラムに戻ってくることが最善の選択です。何がちょっとした失敗につながるかを特定することで，スキルを確かなものにし，将来のちょっとした失敗を防ぐ助けとなる重要な情報が得られます。ちょっとした失敗があるのは一般的なことであり，大きな問題ではないということを強調するべきです。それが大きな問題となるのは，ちょっとした失敗が再発し，セルフケア計画を諦めてしまうことにつながる場合だけです。

　患者の多くが，行動変化の過程は直線的なものだろうと感じています。しかしながら実際のところ行動変容プログラムのなかでは，その過程は人生における正常な上がり下がりの波のなかで起こります。ですから，そのなかにはよい日も悪い日もあるでしょう。図4.4に示したグラフについて話し合うことで，行動変容がどのようなものかという患者の期待を改善させる助けになるでしょう。グラフを指し示し，いかに多くの患者が着実に一貫した変化を期待しているか，そしてそれとは対照的に実際の過程はどのように進むかについて話し合いましょう。実際の変化は下降することもあり，セッションを通して波のように揺れ動くものです。患者は治療のなかでときどき，症状の悪化や行動的スキルを用いる能力が失われるのを経験するかもしれません。これらを失敗として処理するのではなく，ネガティブな変化の原因について情報を集め，新しい学習をする機会にしましょう。治療者はこのようなちょっとした失敗をノーマライズすることが重要です。長い目で見れば，こうした短期間のちょっとした失敗にうまく対処することが，治療の成果を維持していく助けとなるでしょう。

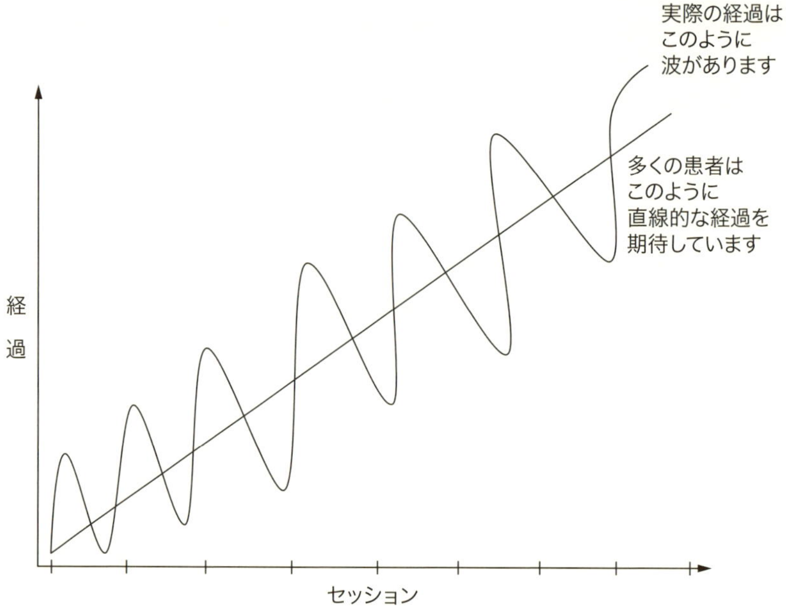
実際の経過は
このように
波があります
多くの患者は
このように
直線的な経過を
期待しています
経
過
セッション

図 4.4　回復の過程

●目的法

も：目標をはっきりさせる

変化を起こすには時間と練習が必要であり，ちょっとした失敗も起こりうることを理解するというアドヒアランス目標を詳細に述べる。

推奨される質問；

■ もしいつか薬を飲み忘れてしまったり，その時間，寝過ごしてしまったり，あるいは気分が悪くて薬を飲みたくない感じがしたとしたら，あなたはどのように感じるでしょうか。
■ もしいつかあなたが自分で設定した運動や食事計画を実行しなくなったとしたら，あなたはどのように感じるでしょうか。
■ そのようなことが起こったとしたらどうしますか。

く：苦労しそうな点を特定する

推奨される質問；
- もしあなたがちょっと失敗してしまったとして、もう一度、治療計画を始める障害になるのはどんなことでしょうか。

てき：適切な計画と予備の計画を立てる

推奨される質問；
- ちょっとした失敗から自分を助け出し、あなたがやめてしまったところからもう一度始める助けになるのは何でしょうか（ちょっとした失敗が起こったとき、患者が全か無か思考にならないよう働きかける。）。
- 将来の失敗を防ぐ助けになるような、ちょっとした失敗から学べることは何でしょうか。

7. 手順のふり返り

　これまでのステップをふり返り、患者がそれぞれのステップの背景にある理論を理解しているかどうか査定しましょう。そうすることで患者がセッション中に話し合われた方略を頭にとどめておく助けになります。患者はやるべきことをすべてワークブックの余白に記入してあるでしょうか（例：内科医への質問、色のついたシールを貼り付ける、保冷バッグや薬入れ、アラーム付きの腕時計または置時計を購入する）。何か質問や心配な点がないかどうか患者に尋ねましょう。

> 今、ふり返ってみたステップのどれかを実行するときに妨げとなりそうなものは何かありませんか。

　最後に、話し合われたそれぞれのアドヒアランスステップについての計画および予備の計画についてふり返りましょう。

8. フォローアップ（任意で）

　あなたは次のセッションの前に、フォローアップのための電話を患者にか

けることをスケジュールに入れるほうがよいかもしれません。その目的は，セッション中に特定された方略や手掛かりをふり返ったり，何か新しい問題や障害が発生していないか査定し，代わりの解決策を探ったり，あるいはアドヒアランスに焦点を当てた追加のセッションが必要であるかどうかを決定したりするためです。

> **Homework** 🏠 ホームワーク
>
> このモジュールに関しては，これまでに見てきたそれぞれのステップのなかにすでにホームワークが備わっています。ふり返りをするなかで，治療者と患者は次のセッションに向けた取り組みのすべてを見直します。このセッションは治療計画へのアドヒアランスを取り扱っており，この先のセッションではうつを標的とし，セルフケアとうつ治療を統合する作業が始まることを患者に思い出させておきましょう。

第5章　モジュール3：活動計画

（ワークブックの第4章に対応）

> **必要な資料**
> ☐ 活動リスト
> ☐ 週間活動記録表
>
> **概　要**
> ☐ アジェンダ設定
> ☐ CES-D のうつ得点をふり返り，患者と話し合う
> ☐ 前週の患者の治療アドヒアランスをふり返り，新たな困難や失敗を問題解決する
> ☐ これまでのモジュールの資料とホームワークをふり返る
> ☐ 患者が楽しめる活動を患者とともに同定する
> ☐ ホームワークの設定

1. アジェンダ設定

　このモジュールの目的は，患者が活動的になることを助けることです。楽しいと思える対象がないことが，うつの重要な行動的要素です。このセッションで患者は，自分がよりうつうつとしている，またはあまりうつうつとしていないときや状況の同定をすることを学びます。感情をコントロールするという観点からは，慢性疾患を抱えていても，楽しみを感じる活動への参加は大切です。患者はワークブックにある活動リストを用いて楽しい，またやってみたいと思う活動を同定します。

活動計画の原案を作成するのに1セッションを要するかもしれませんが，この活動計画を立てること自体が，認知再構成に取り組む今後のセッションの一部となります。人によって自分のペースを掴むために数回のセッションが必要なこともあるかもしれません。その場合は，追加のモジュールの一部として取り組んでもいいでしょう。または全セッションを通じて活動の復習をしたり，患者のペースについての提案をしたり，活動を行ううえでの障害を乗り越えることなどで取り組んでいきましょう。しかし，問題解決や認知再構成を扱うモジュールはこのモジュールのあとにありますので，もし広範囲にわたる問題解決が必要な場合や，否定的信念が活動計画の弊害になっている場合は，これらのモジュールを先に終わらせて活動計画に戻ってください。

2. CES-D によるうつの重症度のふり返り

　他のセッションと同じように，患者にはうつの自記式尺度である CES-D に回答してもらいます。簡単に得点をふり返り，前回の測定から変化した症状があれば，それを記録しておきます。治療の進捗にあわせて，これまでのセッションの得点を確認しておけば，何が有効で何が有効でなかったかを検討するのに役立つので，覚えておくとよいでしょう。第3章の進捗状況記録表に得点を記録しておくことを忘れないようにしましょう。

3. アドヒアランスと医学的な変化のふり返り

　患者には，週間アドヒアランスチェック用紙にも記入してもらいます。前回セッション後に生じた医学的な変化（症状の変化，新たな症状の出現，新たに受けた検査の結果など）は，どんなものでも査定するのを忘れないようにします。そして，そうした変化とアドヒアランス行動との関係や，気分との相関を確認しておきましょう。

4. これまでのモジュールとホームワークのふり返り

ふり返り：うつの CBT モデル

　患者とともにモデルをふり返り，うつの認知，行動，身体的要素，がどの

ように影響し合うのか，それがいかにうつやアドヒアランスの問題，セルフケアの問題を長引かせるのかを復習しておきましょう。この復習を今回のモジュールの下準備として使用し，復習後に，このモジュールの目的はうつの行動的要素の問題に取り組んでいくものだと伝えてください。必要であれば，第3章で患者自身が完成させたCBTモデルに改めて言及します。

ふり返り：ライフステップ

前回のセッションの焦点であった，主治医や他の医療提供者の指示する治療法へ効果的に従っていく方法を，患者と確認します。セルフケアやアドヒアランスの重要性とともに問題解決法ついても復習します。うまくいかなかった方法があれば，計画を追加したり，予備の計画を立てたりしましょう。

5. 活動計画

第3章に述べられているうつの認知行動モデルを参照しながら，活動計画を導入します。うつの行動的要素として，うつであるために患者がとる，もしくはとらない特定の行動があることをふり返ります。通常は喜びを感じたり，有能さを感じたりするような活動を患者は避けているかもしれません。しかしながら，楽しいと感じるような活動に参加しないと患者のうつが深刻化してしまうおそれがあります。

疾患による身体的制限のために患者が活動に参加できないかもしれないことに，必ず言及してください（例；喘息もちの患者はハイキングやジョギングなどの体を使った運動ができない，など）。患者と一緒に代替案をブレーンストーミングしてください（例；夕方に近所を少し散歩する，など）。さらに活動リストについて話し合う際は，服薬や他のセルフケアに関する問題解決も適宜に加えて，疾患のある患者が自ら取り組めるようにしてください。

6. 活動リスト

活動リストを使用し，患者がうつや慢性疾患になる以前には行っていたが今は行っていない活動をリストアップします。このワークの目標は患者の気持ちをより前向きにし，そして慢性疾患を抱えていても再開できる活動を見

つけることです。

　セッションでは，リストの全項目を患者と見ていくことをお勧めします。私たちの経験によると，うつのある患者には，自分は何も興味がもてないとか，今はもう病気なので興味があっても何もできないと，結論を早まる傾向があるからです。リストに記載された一つひとつの項目について話し合うことは，患者との信頼関係の形成になりますし，患者が趣味や日中に行える数多くの簡単で参加型の活動について話し合うことの助けになります。

　さらに残りの治療期間を通じて，患者が活動へ定期的に参加し続けるように支援するのがよいでしょう。したがって，今後のモジュールには今回提示された内容のふり返りが含まれています。理想は患者が参加可能な，何か新しいタイプの，定期的な活動を見つけることで患者が定期的に新しい出会いを得ることです。たとえば，何かペットを飼っているとしたら，たくさんの人がいる公園に毎日散歩に行けば，その結果，他のペットの飼い主との出会いがあるでしょう。もしある人が芸術に興味があれば，アートのグループに入って毎週か毎月の集まりに参加する可能性もあります。服薬やそのほかのセルフケアについての計画をこの話し合いのなかに取り入れることで，これらにかかわる問題の解決が図れます。

　患者がこういった活動に再度取り組むことについては，適切な期待値を設定することもまた重要となります。たとえば，もし患者がクラブや同好会に参加することで新しい友人との出会いを目標にしている場合，初回もしくは2回目のイベントで新しい友人ができると期待することはできません。しかし，もしその患者が定期的に活動に参加していれば，おそらくその間に毎回出会う人々のなかでゆっくりと関係を築いていくことでしょう。

7. 週間活動記録表

　週間活動記録表の目標は，患者が(1)自分の気分の症状と活動のつながりを自分で直接学ぶこと，(2)自分の身体症状の制限を理解することです。感情と活動の関係を記録で理解することは，ただ思い返すことよりもきわめて効果的だといえるでしょう。なぜならうつ症状のある方々は，自分の感情の状

態に沿って前の週のことを思い出す傾向があるからです。結局，先週はずっとよいことがなかったという考えになってしまいます。しかし，モニタリングをすることで実際には1週間のうち少しは楽しい時間を過ごしていたことに気づくことができるのです。この記録はネガティブな感情をもたらす活動を減らし，ポジティブな感情を促進する活動を増やすためのベースラインとなるでしょう。

　ペースに関する制限について，患者の病状をモニターすることで，活動の質と頻度を最大限に高めていくことがとても大切です。慢性疾患を抱えていると，患者は，自分がしたいことのすべてをすることはできないかもしれません。たとえば，疲労に苦しんでいる患者は，娘のサッカーの試合の前日は試合観戦のエネルギーを蓄えるために休んでいたほうがいいでしょう。この患者は，試合の翌日もおそらく疲れているでしょうから，1日休息をとることも予定したほうがいいかもしれません。これまでの様子に従って症状を想定しておけば，あなたと患者が予期もしないところで突発的に病状が再燃することを最小限にとどめることができ，予防策を立てられます。

　患者は，ワークブックにある週間活動記録表を使って日常の活動(その間に患者が何をしているのか，そのときの患者の感情や病状)の観察し，記録を取ります。また患者には最も顕著な病状を選び，観察するように指示を出してください(もし心身の極度の疲労状態が懸念であれば，疲労度を数値化します。もし痛みが問題であれば，痛みを数値化してください)。もし患者に何も症状がみられないのであれば，日常の症状を数値化した項目には「0」と記入してください。糖尿病のある患者は記録表を使用して血糖値を記録してください。

　活動の記入例は図5.1をご参照ください。

表 5.1　活動リスト

1. 友達とランチを食べに行く
2. 友達にチャットで話しかける
3. 映画に行く
4. 公園や庭でのんびりと過ごす
5. 読書にふける
6. 友達や恋人，夫婦で散歩に行く
7. スイーツを食べに行く
8. 観劇に出かける
9. 子どもや友達とゲームをする
10. お祭りで屋台を楽しむ
11. 泡風呂に入る
12. 自分のパソコンでアート作品をつくる
13. パソコンを新調する
14. 写真をとる
15. パンやお菓子を焼く
16. ガラス工芸をする
17. 写真の整理をする
18. 人を助ける
19. ボランティアをする
20. ご馳走を作る
21. 映画を借りる
22. アクセサリー作りをする
23. 爪のお手入れ(マニキュア，ペディキュア)をする
24. ローラーブレードをする
25. 地域の活動に参加する
26. 寄付をする
27. ジムに入会する
28. 卓球をする
29. 乾布摩擦をする
30. 公園のボートに乗る
31. 家の模様替えをする
32. ペットを飼う(または誰かの犬や猫と遊ぶ)
33. マウンテンバイクに乗る
34. 果物狩りに行く
35. 重量挙げをする
36. 囲碁将棋をする
37. 落語や漫才を聴きに行く
38. ゴルフ/ミニゴルフをする
39. 打ちっぱなしに行く
40. ラジオ体操をする
41. フリスビーで遊ぶ
42. 冗談や面白い話をする
43. 人間観察をする
44. ウィンドーショッピングに行く
45. 星を見に行く
46. ロッククライミング(屋内のクライミングウォール)をする
47. シャボン玉で遊ぶ
48. おもちゃ屋に行く
49. 野鳥観察に行く
50. 自然観察に行く
51. お茶を飲む
52. 友達とトランプをする
53. ゲームセンターに行く
54. ネットサーフィンをする
55. 自分のMP3プレーヤーに曲をダウンロードする
56. オンラインチャットをする
57. テレビを見る
58. お気に入りのテレビ番組を録画する
59. オンラインゲームをする
60. 切手，コイン，貝殻などの収集を始める
61. デートに行く
62. リラックスする
63. ジョギング，ウォーキング，ランニングをする
64. 一日の仕事が終わったと考える
65. 音楽鑑賞をする
66. 楽しかった出来事を思い出す
67. 買い物に出かける
68. 日光浴をする
69. 笑う
70. 雑誌や新聞を読む
71. 模型製作やスクラップブック製作などの趣味に興じる
72. 仲のよい友人たちと夜を過ごす
73. 今日の活動の計画を立てる
74. 初めての人と会う
75. 健康的な食べ物をたべる
76. 空手，柔道，キックボクシングをする
77. 定年後のことを考える
78. 日曜大工にとりかかる
79. 家の周囲のものを修繕する
80. 車，自転車やバイクの修理をする
81. 和服を着る
82. 静かに夜を過ごす
83. 植物の世話をする
84. 株の売買をする
85. 水泳をする
86. 絵をかく(いたずら書き，スケッチ，水彩画，油絵など)
87. エクササイズをする
88. パーティーに行く
89. サッカーをする
90. 凧を飛ばす
91. 友達と議論する
92. 家族みんなで集まる

93. 安全な性行為をする
94. キャンプに行く
95. 歌を歌う
96. 花を飾る
97. お参りに行く
98. 海に行く
99. 同窓会に参加する
100. スケートに行く
101. ヨットに乗る
102. 旅行や休みの計画を立てる
103. 気の向くままに行動してみる
104. 刺しゅう，裁縫や編み物をする
105. 景色を眺めながらのドライブに行く
106. パーティーを開く
107. 同好会に参加する（園芸愛好クラブやパートナーのいない親の会など）
108. いちゃつく，キスをする
109. 楽器を演奏する
110. 図画工作に取り組む
111. 誰かへのプレゼントを手作りする
112. 音楽を買う（レコードやCD等）
113. テレビでスポーツ観戦をする
114. 料理をする
115. ハイキングに行く
116. 文章を書く
117. 服を買う
118. 夕食に出かける
119. 本について意見を交わす，読書会に参加する
120. 観光をする
121. ガーデニングをする
122. 温泉に行く
123. コーヒーを飲みに行く
124. テニスをする
125. ヨガやストレッチをする
126. 子どもと遊ぶ
127. コンサートに行く
128. 学校に行く計画を立てる
129. 家具を塗り替える
130. サイクリングに行く
131. プレゼントを買う
132. 景勝地を旅行する
133. レースを見に行く（オートレース，競馬など）
134. 人に教える
135. 釣りをする
136. 動物と遊ぶ
137. 演技をする
138. 日記を書く
139. 手紙やEメールを送る
140. 掃除をする
141. エクササイズ教室に参加する
142. お笑いを見る
143. 習い事を始める
144. 新たに外国語を勉強する
145. クロスワードパズルや数独をする
146. 手品をみせる
147. 髪型を変える
148. カラオケに行く
149. 本屋に行く
150. 本を買う
151. ダンスをする
152. ピクニックに行く
153. 瞑想する
154. バレーボールをする
155. 山に登る
156. ぜいたくをする
157. 政治討論をする
158. ソフトボールをする
159. 写真やスライドショーを見る，見せる
160. ビリヤードをする
161. ドレスアップしてオシャレをする
162. 自分の成長をふり返る
163. 電話で話す
164. 美術館に行く
165. キャンドルを点ける
166. ラジオを聴く
167. マッサージを受ける
168. 好意や感謝を伝える
169. 自分の長所について考える
170. サウナやスチーム風呂に入る
171. スキーやスノーボードをする
172. 川下りをする
173. ボウリングをする
174. ソーシャルメディアで発信する
175. ダンスレッスンを受ける（バレー，タップ，サルサ，社交ダンスなど）
176. オープンカフェでお茶をする
177. 水槽で水草や魚を飼う
178. 官能作品（小説，映画）を鑑賞する
179. 乗馬をする
180. 何か新しいことをする
181. ジグソーパズルをする
182. 自分はうまく対処できる人間だ，と考える
183. エステに行く
184. ショッピングセンターに行く
185. ホームビデオを作る

（Hickling & Blanchard, 2006, Linehan 他 1993, 原著者らによるブレーンストーミングをもとに作成。一部，日本版に合わせて改変）

Homework 🏠 ホームワーク

🖉 患者はアドヒアランス行動リストからアドヒアランススキルの実践を継続することが必要です。

🖉 患者には楽しく行える活動を彼/彼女の毎日のスケジュールに組み込むように指示を出してください(理想的には患者の特定の活動について具体的なゴールを定めるか,「1日に最低一つ以上の活動に取り組む」などのゴールを決めてください)。

🖉 患者は,ワークブックにある週間活動記録表を利用し,活動と感情のレベルを毎日モニターするべきです。

週間活動記録表

活動時の気分を 1〜10 (1：最低な気分、10：最高の気分) で評価してみましょう。

	月曜日	火曜日	水曜日	木曜日	金曜日	土曜日	日曜日
朝	銀行に行った 2 診察 5 運動をした 4	寝過ごした、ベッドで過ごした、テレビ鑑賞 2	ベッド/テレビ 2	読書 6 コーヒーを飲んだ 4	テレビ鑑賞 4	音楽を聴きながら運動 8 テレビ鑑賞 4	おいしいブランチを食べた 5
昼	添乗員をしていた友人と一緒にドライブ 8	大体テレビ見て過ごした、家でのんびり、インターネット使用 2	家でのんびりした、インターネットを使った、テレビ鑑賞 2	午後はずっと出かけた：本屋に行った 8 本屋で立ち読み 8 店の周りを散歩 7	妹がカードを持って立ち寄ってくれた 8 友だちと電話で話した 7 コーヒーを飲んだ 5	店に出かけた 6 公園へ散歩して 8 本を読んだ 8	妹が迎えにきて兄弟の家に行った 8
夜	テレビ鑑賞 4 妹に請求書を届けた 4	テレビ鑑賞 4	妹の家で夕食 8	戸棚と裏口の前の廊下の掃除 6 テレビ鑑賞 4	テレビ鑑賞 4	テレビ鑑賞 4	妹たちと私の誕生日を祝って夕食を食べた 8

図 5.1 活動記録の記入例

第6章 モジュール4：認知再構成（適応的な考え方）

（ワークブックの第5，第6章に対応）

認知再構成　パート1

必要な資料
- □ 認知再構成の説明文
- □ 考え方のくせリスト
- □ 思考記録表

概要
- □ アジェンダ設定
- □ CES-Dのうつ得点をふり返り，患者と話し合う
- □ 前週の患者の治療アドヒアランスをふり返り，新たな困難や失敗を問題解決する
- □ これまでのモジュールの資料とホームワークをふり返る
- □ 認知再構成について説明する
- □ 考え方のくせと自動思考について話し合う
- □ 思考記録表の4コラムを紹介し，自動思考と考え方のくせをどのようにモニターするか示す
- □ ホームワークの設定

1. アジェンダ設定

　このモジュールの情報を伝えるには，だいたい5セッション程度かかります。最初の2セッションは，患者が認知再構成を練習するのに使いましょう。

治療者は，慢性疾患を抱えた生活やうつについて，適応的に考えるスキルを患者に教えます。残りのセッションでは，そうしたスキルの反復練習や，認知再構成をセルフケアと服薬のアドヒアランス，活動計画に統合していくことに焦点を当てます。

2. CES-D によるうつの重症度のふり返り

他のセッションと同じように，患者にはうつの自記式尺度である CES-D に回答してもらいます。簡単に得点をふり返り，前回の測定から変化した症状があれば，それを記録しておきます。治療の進捗にあわせて，これまでのセッションの得点を確認しておけば，何が有効で何が有効でなかったかを検討するのに役立つので，覚えておくとよいでしょう。第 3 章の進捗状況記録表に得点を記録しておくことを忘れないようにしましょう。

3. アドヒアランスと医学的な変化のふり返り

患者には，週間アドヒアランスチェック用紙にも記入してもらいます。前回セッション後に生じた医学的な変化（症状の変化，新たな症状の出現，新たに受けた検査の結果など）は，どんなものでも査定するのを忘れないようにします。そして，そうした変化とアドヒアランス行動との関係や，気分との相関を確認しておきましょう。週間アドヒアランスチェック用紙を確認する際，前週に起こったアドヒアランスの失敗に対して，主たる計画と予備の計画を設定することが必要です。

4. これまでのモジュールとホームワークのふり返り

ふり返り：うつの CBT モデル

患者とともにモデルをふり返り，うつの認知，行動，身体的要素がどのように影響し合うのか，それがいかにうつやアドヒアランスの問題，セルフケアの問題を長引かせるのかを復習しておきましょう。必要であれば，第 3 章で患者が記入したうつの CBT モデルに改めて言及します。それが，このモジュールで焦点を当てる，うつの認知的要素への導入になります。

ふり返り：ライフステップ

主治医や他の医療提供者の指示する治療法へ効果的に従っていく方法を，患者と確認します。セルフケアやアドヒアランスの重要性とともに問題解決技法（目的法）ついても復習します。うまくいかなかった方法があれば，計画を追加したり，予備の計画を立てたりしましょう。

ふり返り：活動計画

患者が記入した先週分の週間活動記録表を使いながら，時間をかけて注意深く活動計画をふり返りましょう。活動記録を見ながら，患者の気分が上がったとき，気分が落ち込んだときを指摘し，患者が楽しい活動の時間を最大限に確保する理由を理解してもらいましょう。症状（糖尿病患者であれば血糖値）に関連するパターンや，それと気分との関連を検討します。また，必要であれば活動計画を修正しましょう。

5. 認知再構成

筆者らは，認知再構成に関する情報を二つのパートに分けました。最初のパートでは，自動思考を特定し，それを各種の考え方のくせと照合することに焦点を当てています。認知再構成の実施に先立って患者に与えられる説明文が，ワークブックに掲載されています。参考のためにこの説明文を本書にも掲載しておきました。以下に示す情報は，説明の用紙とおおむね対応しています。これを治療者がよく熟知しておけば，患者もワークブックをよく理解できるでしょう。

認知再構成の説明文

思考記録表の目的は，ある状況下であなたを苦しめるネガティブな自動思考を特定し，それを変容させることです。

より有益な考え方を身に付けるための第一歩は，自分自身の考えや，考えと気持ちとの関係について自覚的になることです。ストレスのかかる状況や課題があなたを苦しめそうだと感じたなら，そうした状況についてあなたが考えたことを書き出しましょう。

もしも，もう過ぎてしまったことを否定的に考えていると気づいたなら，

その考えをリストアップして下さい。

思考記録表の**第1コラム**は，状況を記述することに使います。

第2コラムには，ストレスがかかり，苦しく，自分でコントロールできない状況への考えを記入します。

第3コラムには，そうした考えを抱いているときに生じた感情や気分（落ち込み，悲しみ，怒りなど）を書きます。

第4コラムでは，自分の考えと「考え方のくせ」リストを照合します。リストには以下のようなものが含まれます。

- 「全か無か」思考
- 過度の一般化
- 結論への飛躍：占い師，読心術
- 誇大視/過小評価
- 感情的決めつけ
- 「べき」思考
- レッテル貼り
- 自己関連づけ
- 非適応的思考

　認知再構成の概念について説明する際，第3章のうつの認知行動モデルにもう一度言及しましょう。認知的な要素は，うつ状態で生じる種々の自動思考からなります。認知再構成は，それらのネガティブな思考や信念を変化させることで，うつを軽減する方法です。

　認知再構成と「ポジティブ思考」を区別しておくことは重要です。ポジティブ思考は，ネガティブな思考をポジティブな思考へと恣意的に置き換えることだといえるでしょう。認知再構成の目的は，真実味があり，現実的で，気分を改善するような代替思考を思いつくようになることです。これは慢性疾患を抱えて生きる人々にとってとくに重要です。なぜなら，患者が体験するストレッサーの多くは現実のものであり，それゆえ，認知的な評価や認知再構成には，客観的に見ても否定的だといえる状況（予後の悪化や，HIV感染症のように治療を妨げる現実の脅威）について現実的に考える手段が含まれている必要があるのです。

認知再構成は，活動計画にも役立ちます。患者が作成した前週の週間活動記録表を使って，最も気分が落ち込んでいたと患者が評価した時間帯を指摘し，気分を高めるために認知再構成を使うことができた可能性に目を向けさせます。たとえば，ここ数年のうちではじめて教会に出向いた患者がいます。彼女はそれまで教会に行くことを避けていました。なぜなら彼女は，性行為によって感染しうることが知られる HIV 感染症を患っており，そのことで非難されるかもしれないと感じていたからです。彼女は礼拝が始まる時間ちょうどに教会へ到着し，後ろのほうに座りました。そして，礼拝が終わるとすぐに教会の外へ出ました。彼女はこの状況で気分が落ち込んだと評定しました。教会にいる人々は友好的だとも考えられるはずですが，彼女はそこにいる誰とも友達にはなれないと考えました。誰も自分に話しかけてこないことを，そのように受け取ったのです。

現実的な認知再構成はこうした状況をもっと客観的に見るものであり，たとえば，誰も彼女に話しかけなかったのは，そうするための時間がなかったからかもしれない，といったように解釈します。その結果，教会にもっと早く到着し，次の礼拝までそこにとどまるという目標，これに3回は挑戦するという目標，そして彼女が何らかの会話に参加できるかどうかを見てみるという目標がもたらされました。

6. 考え方のくせ

患者に，ワークブックにある考え方のくせリストを見せましょう。そして，どの考え方が自分に最もよく当てはまるか，患者が判断できるよう手伝います。考え方のくせがネガティブ思考を存続させ，それがネガティブな感情を長引かせるのだと説明します。さらに，不正確でネガティブな思考と信念が，回避行動や無力感，絶望感，うつ，適切なセルフケアができないこと，治療へのアドヒアランスの低下といった悪影響をもたらす場合があることを指摘しましょう。必要であれば，患者自身が作ったうつの認知行動モデルに再び言及します。

筆者らは，考え方のくせリストについて患者と話し合うことを推奨します。そして，リストアップされているような考えを抱くのはどういうときか，患者に具体的な例を挙げてもらうのもよいでしょう。もし患者が難しそうにしていたら，第3章にあるうつの認知行動モデルに戻ることが役立つかもし

れません。そこでは，うつや疾患に関するネガティブな思考や信念を，治療者と患者とで導き出したはずです。

考え方のくせリスト

「全か無か」思考：物事を白か黒かで判断することです。たとえば，「病気の治療を受けているのだから，**生活のすべてを変えなければならない**」，「プロジェクトの**すべてを今すぐにでも完了させないといけない**」，「もし**完璧に**できなければ，それは失敗である」といった考えがこれに当たります。健康的な食生活で減量しようとしていて，ある日うっかり不健康な食物を食べ過ぎてしまったとしましょう。そして次の日，「減量を続けるべきか……，それとも無駄な努力なのだろうか！ どうせ昨日しくじってしまったし，今日からはもう何を食べてもいいんじゃないかなぁ」と自問自答するのです。

過度の一般化：たった一つの悪い出来事を，永遠に続くパターンであるかのように考えることです。食事療法や運動療法の仕方を変えることに取り組んだあと，血糖値が低い（もしくはとても高い）ことがわかったとしましょう。そこで「糖尿病をコントロールすることなんて無理だ！ 何をやっても一緒だし，セルフケアも全然うまくできない。どうせ何をしても，何も変わらないんだ！」などと考えるのが過度の一般化です。

こころのフィルター：ほんの小さいネガティブな事柄を取り上げ，それについて延々と考え込んでしまうので，現実のすべてが暗く見えるようになります。それはまるで，一滴のインクが，ビーカーに入った水全体を変色させてしまうようなものです。たとえば，あなたが血糖のモニターと活動量の向上に取り組んでおり，よりよい食生活を送ろうとしているとします。これが上手くいき，一貫して改善がみられていたとしても，あなたはたった一つのネガティブなことに注目します。たとえば，こんなふうに考えるかもしれません。「んー。頑張ってきたけど，何も変わりそうにないんだよなぁ。だって全然体重が減ってないんだもん」。このように，ネガティブな情報にのみ注目し，ポジティブな事柄はすべて無視してしまいます。

マイナス化思考：ポジティブな体験や何かしらの成功を経験しても，あれやこれやの理由からそれらを「カウントしない」と言い張って，受け入れま

せん。こうすることで，自分がもっているネガティブな信念を，それと矛盾するような日々の経験から守ることができます。仮に誰かから褒められたとして，あなたは自分にこう言うかもしれません。「あんなのは，ただの社交辞令だよ」と。誰かがあなたの服を褒めたとします。それに対するあなたのセリフは「え～，このボロ着が？」といったところでしょう。これらは，かなりネガティブな考え方です。なぜなら，自分なんて褒められるに値しない二流の存在なのだと自分に言い聞かせているようなものだからです。そうではなく，人から褒められたとき，「ありがとう！」と言って，自分のよい面を受け入れることも可能なのです。そうすればあなたは，「なかなかお目が高い人たちだなぁ」と考えるかもしれません。なぜならば，そうした時点で，自分のよい面について注目できているからです。

結論への飛躍：根拠となる事実が存在しない場合ですら，ネガティブな解釈をします。

読心術：自分に対して誰かがネガティブな反応をしていると無理やり結論づけます。しかし，それをわざわざ確かめようとはしません。たとえばあなたが魅力的だと思う人がいても，相手は自分がHIVに感染していることを知っていて，そのせいで絶対にデートに応じないと結論づけます。

占い師：これから事態が悪くなると予想して，その予想をまるで決まったことのように感じます。たとえば，どんなことをしたとしても，健康に暮らすために必要な減量には成功しないだろうと予想します。

誇大視/過小評価：物事の重要性を誇張したり(病気が生活や人間関係，失敗，他人の成功に与える影響の度合いなど)，それがちっぽけなことだと感じられるまで矮小化します(自分がもつ価値ある資質，慢性疾患があっても何事かを為す能力，他人の不完全さなど)。

破局視：ある出来事の結果を，きわめてひどいものになると考えます。たとえば，薬を一回飲み違ったり，モニタリングに一度失敗したりすることで，もう自分は治療計画のとおりにはできないと考えるのです。失敗した＝仕事をクビになる，今日は気分がよくない＝永遠に不幸だ，といった例も挙げら

れます。

　感情的決めつけ：ネガティブな感情は，物事のありようを正しく反映していると考えます。つまり「私がそう感じるから，それは本当ですよ」ということです。ほかにも「私は太っている自分が嫌なので，ほかの人も私をよく思っていない」とか，「罪悪感があるから，きっと私は罪を犯したのだ」，「気分が落ち込んでいるから，私は負け犬に違いない」といった例も挙げられるでしょう。

　「べき」思考：「そうするべき」，「そうするべきでない」と，自分に言い聞かせます。あたかも，何でもできる人間でなかったら罰せられる必要があるかのようです。「べき」思考を他人に向けると，腹が立ったり，イライラしたり，憤ったりするはめになるでしょう。仮に，あなたが家を毎日掃除する「べき」だと考えているとして，その日は掃除をする時間がなかったとします。そういうときに罪悪感を覚えるのです。

　レッテル貼り：これは過度の一般化を極端にしたものです。一つの間違いについて説明する代わりに，自分自身や他人に対してネガティブなレッテルを貼ります。たとえば，薬を飲み忘れたかもしれないときに，「私はバカだ」とか「自分はこういうことに向いてない」などと自分に言うのです。

　自己関連づけ：何かネガティブな出来事が起こったら，それを自分や他人のもつネガティブな側面が表れたものだと考えます。もしくは，自分がしたことでもないのに，その責任を取ろうとすることもあるでしょう。仕事を終えた恋人が不機嫌な様子で家にやってきたとして，あなたは自分にこう言うかもしれません。「私に怒っているんだ」とか，「もう私に構ってはくれないんだ」と。

　不適応的思考：事実ではあるが，自分ではどうしようもないことを考え続けます（たとえば「病気になる前に比べて，できることが減った」といった考え）。そうしたことを考え過ぎると，自己批判的になったり，大事なことをするのが難しくなったり，新しい行動に挑戦することができなくなります。

このリストは Heimberg (1991) の論文からのもので，いくらかの修正を加えています。Heimberg (1991) のリストはもともと Burns (1980) や Persons (1989) の論文をもとに作成されました。

7. 自動思考

　自動思考とは，特定の状況において「自動的に」こころに浮かんでくる考えのことです。人は実際の状況に反応するのではなく，その状況に対する自分自身のゆがんだ視点に反応するのです。患者がうつ的なときには，自動思考もよりネガティブになりやすいのだと説明してください。患者が運転免許証をもっているか尋ねてみて，もっていると答えたら，以下に示す例を使って自動思考の概念を説明するとよいでしょう。

　　はじめて自動車の運転を習ったときを思い出してください。15歳か16歳でしょうか*。ハンドルを取ることに集中しつつ，方向指示器を出すのを忘れないようにし，そしてきちんと車線内を走りながら，対向車を避け，さらには駐車しようとする……など，注意力を要する課題を一度にたくさんこなしながら，それをうまく連動させようとしたはずです。
　　それが，今日ではどうでしょう。きっと，いちいち何をすべきか考えなくても，運転の仕方がわかるのではないでしょうか。つまり，運転のプロセスが自動化されているのです。
　　うつに結びつくようなやり方でいろいろな状況を解釈することも，自動車の運転が自動化するのと同じように自動化されます。人間は気分に合った解釈をしがちです。ですから，誰かが長期間落ち込んでいたとして，その人は，ふつうの出来事や，どちらかというとよい出来事であっても，自分自身や未来・過去に関する否定的な見方と合うように，それらを解釈し続けるのです。たとえば，太り過ぎで，かつ，うつを抱えた肥満症患者がいました。彼女は，自分は醜いので，誰も自分と話したいとは思わないし，友達になりたいとも思わないだろうという信念をもっていました。ですから，何かのイベントに出かけていっても，彼女は誰にも近寄らず，話しかけもしなかったのです。仮に誰かが彼女に近づいてきても，自分について

---

*本書が執筆されたアメリカにおいては日本と制度が異なり，運転免許を申請できる年齢は一般的に16歳以上である。日本の状況に合わせると，18歳頃を指していると考えられる。

のネガティブな信念により，相手との会話を続けようとはしませんでした。こうした考えと行動のパターンは自動化され，どんどん強化されていきました。そして結局のところ，それは予言の自己充足となったのです。すなわち，彼女は誰からも話しかけられなくなりました。それは，自分自身にまつわる思考や信念によって，彼女が彼らを避けたからなのです。

自動思考の特定

　ワークブックにある**思考記録表**を使って，患者に自動思考のモニタリングについて説明します。先週の週間活動記録表から，最悪の状態だと評定された状況を取り上げて，その状況における自動思考を引き出しましょう（もし患者が週間活動記録表をとっていなかった場合は，記憶からそうした状況を引き出してこられるよう手助けします。その際，「先週のことを考えてみてください。一番気分の悪かったときはいつだったでしょうか？」といった質問を使うとよいでしょう）。話し合いを続けていけば，あなたと患者とで自動思考を思考記録表に書き込んでいくことができます。思考記録表にはほかにもコラムがありますが，この段階では空欄にしておいてください。合理的な反応についてはまだ話し合っていないからです。図6.1は，合理的な反応を除いた思考記録表の例です。

　自動思考を特定する方法は，時間のかかる難しいプロセスであると教示します。認知再構成のモジュールにおいて治療者が陥りがちな落とし穴は，患者を動揺させた解釈の背景にある自動思考群を，綿密に引き出すのを怠ってしまうことです。最初から問題の核心に触れるのではなく，まずは質問することから話し合いを始めます。そのことが，より豊かで真剣な治療的会話を導き出してくるでしょう。

　加えて，疾患に関連する思考にも特別な注意を払っておく必要があります。何らかの疾患を抱えた患者は，自分を「病人」だと捉える考えや信念を内面に取り込んでいる可能性があります。そうした考えが，自分を取り巻く状況や出来事に関する彼らの解釈を色づける場合があるのです。

　最初の質問は以下のようになるでしょう。

思考記録表

時間と状況	自動思考 (あなたの頭のなかで何が起こっていましたか？)	気分とその強さ (0〜100)	考え方のくせ (リストに当てはめましょう)	合理的反応
火曜日の午後： ガールフレンドと娘と一緒に屋外で食事をした。	はじめは、亡くなった妻のよい思い出。	最初はよい気分 (80)		
	僕は自分のことをあまり大事にしていない。	少し悲しい (60)	「べき」思考	
	だから、今日みたいな家族との楽しいお出かけを十分にできるほど、長生きしないだろう。娘は母をなくして、最低な父親をもったんだ。	とても悲しくて、罪悪感もある (95)	占い師 「べき」思考 レッテル貼り	
水曜日の朝： 目覚めたのが、薬を飲む時間だとは分かっていたけど、ベッドから出るのがおっくうで、結局、薬を飲めなかった。	もう二度と健康にはなれない。 自分の面倒を自分でみられない。 僕は最低だ。	自分に失望 (80) 無力感 (95)	破局視 レッテル貼り	

図 6.1 考え方のくせのコラムまでを記入した思考記録表の例

- 今あなたの頭のなかではどんなことが起こっていますか？
- これが起こったとき，あなたは何を考えていましたか？
- この状況の何が，とくにあなたを動揺させたのでしょうか？

こうした質問は，たいてい状況そのものに対する表面的でネガティブな思考を引き出します。これはセッションの最初で焦点を当てるべき事柄ですが，患者によっては治療を通してここに焦点が当てられるかもしれません。とはいえ，さらなる質問（これは本章のパートⅡで詳しく議論します）によって，思考の背景にあるより深い「信念」を明らかにできることでしょう。

ある状況で特定のネガティブ思考に陥っていく道筋を尋ねることで，状況を否定的に解釈するパターンをより深く理解できます。たとえばネガティブな信念は，疾患を自分のアイデンティティに直結させるかたちで生じることが多いのです。また，疾患よりも先に存在していたネガティブな信念が，疾患にかかってから悪化している場合もあります。ネガティブな信念を特定することは，患者自身が将来経験するであろう状況に目を向け，持続的な変化を生み出すための思考パターンについて考えることの一助となるのです。ネガティブな信念を引き出すための質問には，以下のようなものがあります。

- あなたはなぜそのように考えたのでしょうか？
- それは，あなたについて何と言うのでしょうか？
- この状況を，あなたの言うようなやり方で解釈させたものは，一体何なのでしょうか？
- この種の事柄について，はじめてそのように受け取ったときのことを考えてみてください。
- こうした状況への考え方は，慢性の病気を患ってから変化しましたか？

考え方のくせの特定

自動思考を特定できたとして，うつや慢性疾患に悩まされる患者がより適応的に考えられるようになるよう手助けする方法の一つは，患者に自分の思考を考え方のくせリストと照合させることです。これは，今後のセッションで，特定された考え方のくせに対して合理的な反応を考え出していくための土台づくりになります。なお，一つの思考が複数の考え方のくせを反映する

こともあります。この際，患者が最もやりがちな考え方のくせを，自分で特定するのを手助けすることが役に立つでしょう。

ここで治療者が陥りがちな落とし穴は，特定の考え方のくせに注目し過ぎてしまうことです。たとえば，患者は自分の考えを「全か無か」思考だと考えているけれども，実際にはむしろ「占い師」だとするのがより適切だったとしましょう。このとき，最も適切なタイプの考え方のくせを見つけ出すことに多くの時間を費やすよりも，単純になぜそれを「全か無か」だと考えたのか尋ねるほうがよいでしょう。その理由を患者に尋ねることは，合理的反応を形成するための土台づくりに役立つのです。

例外は，「不適応的思考」に取り組む場合です。これは，「事実ではあるが，自分ではどうしようもないことを考え続けると，自己批判的になったり，大事なことをするのが難しくなったり，新しい行動に挑戦することができなる」という定義の思考です。患者は，客観的にはそれが正しくない場合にも，不適応的思考だとラベルを貼る傾向があります。たとえば，「糖尿病をコントロールするためのことばかりをしないといけないので，自分は幸せになれない」とか「自分はダメな人間だからHIV感染症になったのだ」といった思考は，治療者も同意しそうなものではありますが，これらのみを不適応的思考というラベルを貼ってはいけません。そうではなくて，もしも患者が「病気にかかっているので，自分にはできないこともある」などと延々考え込んでいて，こうした思考が実際にはできるはずの行動から患者を遠ざけているのであれば，それが「不適応的思考」です。

一つひとつ話し合い，思考と気分のつながりを強調します。もし時間が許せば，この練習を何回もやってみましょう。また可能であれば，自分の病気やセルフケア行動と関係する思考を，患者にリストアップさせるべきです。

8. 次のセッション

前述のとおり，このモジュールの情報を伝えるには5セッション程度かかります。次の数セッションでは，自動思考を特定する方法や，自動思考の影響力を患者に教える作業を行うことになります。また患者は，ここで教わっ

た認知再構成のスキルを練習することになるでしょう。

Homework 🏠 ホームワーク

🖉 患者はこのプログラムの全要素を継続して行わなければなりません（ライフステップのモジュールで扱ったアドヒアランスのスキルを練習する。週間活動記録表に記入する。日常的に楽しい活動に参加する）。

🖉 ワークブックにある認知再構成の説明文を患者に読んでおいてもらいましょう。これが，自動思考の特定と，考え方のくせとの照合に役立ちます。

🖉 患者は，思考記録表を使って，自動思考の特定と考え方のくせとの照合を，少なくとも二つ以上の状況について繰り返さねばなりません。それらの状況は，その週の週間活動記録表にもリストアップしておいてもらいましょう。

🖉 治療者へ：患者が次のセッションで取り組めるかもしれない状況を話し合っておきましょう。

🖉 治療者へ：ホームワークを完遂する妨げになるような問題がありそうか，話し合っておきましょう。

認知再構成パート II

> **必要な資料**
> - □ 認知再構成 II:合理的反応の形成
> - □ 思考記録表
>
> **概　要**
> - □ アジェンダ設定
> - □ CES-D のうつ得点をふり返り，患者と話し合う
> - □ 前週の患者の治療アドヒアランスをふり返り，新たな困難や失敗を問題解決する
> - □ これまでのモジュールの資料とホームワークをふり返る
> - □ 合理的反応について説明し，話し合う
> - □ 中核信念が状況の解釈に及ぼす影響を，患者とともに究明する
> - □ ホームワークの設定

9. アジェンダ設定

　認知再構成モジュールにおける残りのセッションでは，患者に合理的反応の概念を説明することになります。患者はさまざまな状況を題材に，自動思考と考え方のくせの特定を続けます。

10. CES-D によるうつの重症度のふり返り

　他のセッションと同じように，患者にはうつの自記式尺度である CES-D に回答してもらいます。簡単に得点をふり返り，前回の測定から変化した症状があれば，それを記録しておきます。治療の進捗にあわせて，これまでのセッションの得点を確認しておけば，何が有効で何が有効でなかったかを検討するのに役立つので，覚えておくとよいでしょう。第3章の進捗状況記録表に得点を記録しておくことを忘れないようにしましょう。

11. アドヒアランスと医学的な変化のふり返り

　患者には，週間アドヒアランスチェック用紙にも記入してもらいます。前回セッション後に生じた医学的な変化(症状の変化，新たな症状の出現，新たに受けた検査の結果など)は，どんなものでも査定するのを忘れないようにします。そして，そうした変化とアドヒアランス行動との関係や，気分との相関を確認しておきましょう。週間アドヒアランスチェック用紙を確認する際，前週に起こったアドヒアランスの失敗に対して，主たる計画と予備の計画を設定することが必要です。

12. これまでの資料とホームワークのふり返り

ふり返り：うつのCBTモデル

　患者とともにモデルをふり返り，うつの認知，行動，身体的要素がどのように影響し合うのか，それがいかにうつやアドヒアランスの問題，セルフケアの問題を長引かせるのかを復習しておきましょう。必要であれば，第3章で患者が記入したうつのCBTモデルに改めて言及します。それが，このモジュールで焦点を当てる，うつの認知的要素への導入になります。

ふり返り：ライフステップ

　主治医や他の医療提供者の指示する治療法へ効果的に従っていく方法を，患者と確認します。セルフケアやアドヒアランスの重要性とともに問題解決技法(目的法)ついても復習します。うまくいかなかった方法があれば，計画を追加したり，予備の計画を立てたりしましょう。

ふり返り：活動計画

　患者が記入した先週分の週間活動記録表を使いながら，時間をかけて注意深く活動計画をふり返りましょう。活動記録を見ながら，患者の気分が上がったとき，気分が落ち込んだときを指摘し，患者が楽しい活動の時間を最大限に確保する理由を理解してもらいましょう。症状(糖尿病患者であれば血糖値)に関連するパターンや，それと気分との関連を検討します。また，必要であれば活動計画を修正しましょう。

第6章　モジュール4：認知再構成（適応的な考え方）

ふり返り：認知再構成パートⅠ

　認知再構成の原理を振り返り，これからのセッションでこのモジュールがどういう役割をもっているか確認します。患者が，解決できそうにない活動計画上の問題を抱えるかもしれないので，それを認知再構成で手助けしましょう。

　患者が記入してきた思考記録表から，自動思考と考え方のくせが記録されている状況について確認します。それぞれの状況について，一つひとつ話し合いましょう。もしも患者がホームワークを完成させていなかったら，その理由について話し合います。もし必要であれば，動機づけ面接法（モジュール1を参照）に言及したり，セッション中にホームワークを完了させましょう。

13. 合理的反応

　自分を落ち込ませたり打ちのめしたりしている状況について，考え直してみる理由をふり返ります。「コーチングのスタイル」について説明し，コーチングについてのたとえ話によって，物事をもっと有用で気分がよくなるような，そして現実にそくしたかたちで考えることの大切さを伝えます。

14. コーチングについてのたとえ話

　これから野球のリトルリーグについてお話します。なぜリトルリーグについて話すかというと，そこには驚くべき親御さんとコーチが存在するからです。驚くべき，というのは，単によいということではなくて，とても極端だという意味なのです。

　ただ，これからするお話はコーチや親御さんのことから始まるわけではありません。まず，リトルリーグの外野手，ジョニーについてお話ししましょう。彼の仕事はフライを捕ることと，捕ったボールを内野手に返すことです。ある日のことですが，ジョニーは外野を守っていて，相手チームの選手が「カキーン！」と外野にフライを打ちました。ボールはジョニーのほうに飛んできたので，彼はグローブを構えました。ボールが近づいてきて，どんどん近づいてきて……彼の頭を越えていきました。ジョニーは

111

エラーをしてしまい，相手チームに点が入りました。

さて，この状況に対するコーチの反応にはいろいろな方法がありえますね。一人目のコーチを見てみましょう。コーチのAさんは，グラウンドに出てきて大声を出すタイプのコーチです。

なんでそれをエラーするんだ！　信じられない！　それくらい誰でも捕れるだろ！　うちの犬だってそれくらい捕れるぞ！　もしまたそんな失敗をしたら，ベンチだからな！　ひどいもんだ！

コーチのAさんはすごい剣幕でベンチに引っ込みました。もしジョニーが私みたいな人間であれば，この時点で緊張してかたまってしまうでしょうし，泣かないように我慢して，次は自分のところにボールが飛んでこないよう祈ることでしょう。もしも次のボールが彼に飛んできたら，きっとまたミスをするのではないでしょうか。つまり，彼は緊張してかたまっているうえに，目に浮かんだ涙のせいで，飛んできたボールが4つに見えてしまうかもしれないのです。また，仮に私たちがジョニーの親御さんだとしたら，試合後にはより深刻な変化を目の当たりにするかもしれません。すなわち，普段ならグローブを大事に置いておくジョニーが，グローブをベッドの下に放り投げるのです。そして次の試合の前に，お腹が痛いと訴えるかもしれません。そのせいで，彼は試合に行けなくなるのです。これが，コーチがAさんだった場合のシナリオです。

さて，同じ出来事を違うかたちで見てみましょう。ジョニーはエラーしました。そして，コーチのBさんがグラウンドに出てきて，こう言いました。

えーと，今ボールが取れなかったね。君に覚えておいてほしいのだけど，フライボールというのは，いつでも実際より遠くに見えるものなんだ。それに，走って前進するより，走ってバックするほうが難しい。いいかい，ボールが飛んできたら，つねに何歩か後ろに下がって構えてくれ。そして必要なだけ前進するようにするんだ。ボールは胸の高さで捕るようにしなさい。そうすれば，ボールの軌道を見誤っても，手を伸ばすことができるからね。さて，次のときはどうか見てい

第6章　モジュール4：認知再構成（適応的な考え方）

るよ。

　そう言ってコーチのBさんはベンチに下がりました。ジョニーはどう感じるでしょうか。嬉しくはないでしょうね。だってエラーしたんですから。しかし，コーチがAさんだったときとは，いくつかの点で違う感じ方をしているはずです。彼はさほど緊張せず，かたまってもいません。また，次にボールが自分のところへ飛んできたとき，今度はどうやればよいか，もうわかっています。それに，彼の目に涙は浮かんでいませんから，ボールの姿を正確に見ることができます。きっと，次はボールをキャッチできるでしょう。

　もしも私たちがジョニーをメジャーリーガーにしたいと考えている親だとしたら，コーチはBさんにしておくほうがよさそうです。きっと彼はどうすればジョニーがもっとよい選手になれるか教えてくれるでしょうからね。ジョニーはいろんなことを知っていき，たくさんフライを捕るだろうし，試合でも活躍するだろうと思います。一方，もし仮にジョニーがメジャーリーガーになろうが，ならなかろうが気にしないとして（野球はあくまでゲームですから，楽しめればよいと考える人だっています），それでもやはりコーチはBさんにするでしょう。なぜなら，私たちはジョニーが試合を楽しめるかどうかを気にしているからです。コーチがBさんであれば，ジョニーは緊張もしないし，かたまることもなければ，泣きそうになることもないでしょう。フライだっていくらかは捕れるでしょうし，試合を楽しむことは可能だと思います。そして，彼はグローブを大事に置いておくでしょうね。

　さて，私たちがコーチをBさんにしたとしても，Bさんのような見方で自分自身に語りかけることは滅多にないでしょう。最近した失敗を思い浮かべてみてください。「信じられない！　なんてことをしてしまったんだ！　私はバカだ！　話にならない！」なんて，言いませんでしたか？　これはコーチAさんの考え方です。そして，こういうやり方はジョニーが受けた影響とほとんど同じような影響を自分自身に与えるのです。それは自分自身を緊張させ，かたまらせます。ときには泣きたくなることもあるでしょう。こうしたスタイルのコーチングが，将来的によい結果をもたらすこと

113

はほとんどありません。もしあなたが生産性を気にしているのなら（メジャーリーガーを育てること），あなたもコーチはBさんにするのがよいでしょう。また，あなたが人生を楽しみたいと思っているとしても，より効率的に喜びと生産性へと導くという点で，やはりBさんをコーチにするのがよいのです。

　これは，どうやって自分たちが野球を教えるかという話ではありません。ここで話しているのは，人生について，そして人生の喜びについて，自分をコーチングする方法についてなのです。

　これからの1週間で，あなたが自分をどういうコーチングをしているか，耳を傾けてみてほしいのです。もしもコーチAさんのような声が聞こえたら，このお話を思い出し，コーチをAさんからBさんに置き換えてみましょう。
(Otto, 1999 より引用)

15. 合理的反応の形成

　認知再構成 II：合理的反応の形成に関する情報の用紙を，説明のガイドとして使用します。患者にはワークブックにあるコピーを見てもらえば，理解が得られるでしょう。

認知再構成 II：合理的反応の形成

　認知再構成の目的は，うつっぽいときにも適応的でバランスのとれた考え方ができるよう促進することです。
　この1週間，悲しかったり，打ちのめされたと感じたりするかもしれません。週間活動記録表から気分が落ち込んでいた状況を取り上げ，その状況に対する思考を，思考記録表に書き込むことを続けましょう。もしストレスのかかりそうな状況や課題がやってくると予想でき，それらがあなたを困らせそうならば，その状況に関する思考を書き出しておきましょう。もしもそうした状況が過ぎたあとにもネガティブに考えているなら，その思考もリストアップしておいてください。ネガティブな思考に気づくことと，それを変化させることは，一連のプロセスです。最初は，気持ちが落ち着いてから，ようやく考え方のくせに気づくことができるかもしれませ

ん。それでもこれは大いなる第一歩です。ですから，考え方のくせにすぐ気づけなかったからといって，自分を責めないでください。時間が経てば，ネガティブ思考にもっと早く気づくことができるようになるでしょうし，最終的には，ネガティブ思考をより適応的な思考へと，自動的に置き換えることも可能になるはずです。

思考記録表の**第1コラム**は，状況を記述することに使います。

第2コラムには，ストレスがかかり，苦しく，自分でコントロールできない状況への考えを記入します。

第3コラムには，そうした考えを抱いているときに生じた感情や気分（落ち込み，悲しみ，怒りなど）を書きます。

第4コラムでは，自分の考えと「考え方のくせ」リストを照合します。リストには以下のようなものが含まれます。

- 「全か無か」思考
- 過度の一般化
- 結論への飛躍：占い師，読心術
- 誇大視/過小評価
- 感情的決めつけ
- 「べき」思考
- レッテル貼り
- 自己関連づけ
- 非適応的思考

第5コラムでは，それぞれの思考に対してか，もしくは最も重要なネガティブ思考に対して，合理的反応を考え出します。合理的反応とは，それを自分に言い聞かせることで，その状況における気分を改善させられるようなセリフのことです。合理的反応を考え出す手助けになる質問には，以下のようなものがあります。

- その考えが真実だとする根拠は？
- それに替わる説明はありますか？
- 起こりうる最悪なことは何でしょうか？

> - この状況を重く見過ぎてはいませんか？
> - よいコーチなら，この状況について何と言うでしょうか？
> - これをコントロールするために自分ができることを，やってみましたか？
> - もし何かをやってみるとして，それはこの状況の助けになりますか？それとも邪魔になりますか？
> - このことを心配し過ぎてはいないでしょうか？
> - 親友ならこの状況について何と言うでしょうか？
> - 友達がこの状況にいるとしたら，自分は相手に何と言うでしょうか？
> - このセリフはなぜ考え方のくせだと言えるのでしょうか？

　前週に患者が記入した思考記録表を使って，そこにリストアップされた自動思考一つひとつに対して合理的反応を形成できるよう手助けしましょう。図 6.2 は，合理的反応までを書き込んだ思考記録表の例です。

　患者は以下のように自分に問うことになります。

- ■ その考えが真実だとする根拠は？
- ■ それに替わる説明はありますか？
- ■ 起こりうる最悪なことは何でしょうか？
- ■ この状況を重要視し過ぎてはいませんか？
- ■ よいコーチなら，この状況について何と言うでしょうか？
- ■ これをコントロールするために自分ができることを，やってみましたか？
- ■ もし何かをやってみるとして，それはこの状況の助けになりますか？それとも邪魔になりますか？
- ■ これについて心配し過ぎてはいないでしょうか？
- ■ 親友だったらこの状況について何と言うでしょうか？
- ■ 友達がこの状況にいるとしたら，自分は相手に何と言うでしょうか？
- ■ このセリフはなぜ考え方のくせだと言えるのでしょうか？

思考記録表

時間と状況	自動思考（あなたの頭のなかで何が起こっていましたか？）	気分とその強さ（0〜100）	考え方のクセ（リストに当てはめましょう）	合理的反応
火曜日の午後：ガールフレンドと娘と一緒に屋外で食事をした。	はじめは、亡くなった妻のよい思い出。	最初はよい気分（80）		自分を大事にするよう最善を尽くすしかない
	僕は自分のことをあまり大事にしていない。	少し悲しい（60）	「べき」思考	僕は病気だけど、自分をケアすることはできるし、そうすれば長生きだってできる
	ですから、今日みたいな家族との楽しいお出かけを十分にできるほど、長生きしないだろう。娘は母をなくして、最低な父親をもったんだ。	とても悲しくて、罪悪感もある（95）	占い師 「べき」思考 レッテル貼り	娘の世話をすることに最善を尽くそう
水曜日の朝：目覚めたのが、薬を飲む時間帯だとはわかっていたけど、ベッドから出るのが面倒で、結局薬を飲めなかった。	もう二度と健康にはなれない。自分の面倒を自分でみられない。僕は最低だ。	自分に失望（80） 無力感（95）	破局視 レッテル貼り	これまではうまく薬を飲めていたし、今日のほうがりミスだ。 1日薬を飲み忘れたからといって、ダメな人間だとはいえない。

図 6.2 思考記録表の記入例

16. 現実の状況で自動思考を検証する

　可能であれば，患者にはネガティブな思考を，体験を通じて検証してもらいます。これは，患者が行っていると期待される活動計画と連動させて実施します。これから行う活動に関しては，患者は思考記録表を使ってこれからやって来る状況に備えることができます。一歩進んだ現実的な目標を立ててもらうことも可能でしょう。その状況がすんだあとには，事前に完成させた思考記録表をふり返り，そこに記された自動思考や合理的反応がどれくらい正確なものだったかを検証します。

17. 中核信念

　治療が進むに連れて，治療者は患者の自動思考にあるパターンを見つけ始めます。そうした思考に対して「こうした考えはなぜ悪いのでしょうか？」，「こうした思考の何があなたを動揺させるのでしょうか？」といった質問をすることで，中核信念が状況の解釈をどのように色づけるよう働くのかを，治療者と患者とで協働的に究明します。

　これは「下向き矢印法(A. Beck, 1987；J. S. Beck, 1995)」として知られている方法です。セッションの進行に併せて，最初に組み立てた認知，行動，身体的要素のモデルを改訂していかねばなりません。その際，表面に表れてくる思考の背景にある，認知的要素のより深い側面である「中核信念」を，それに含めていく必要があります。中核信念の例としては「自分は病気なので価値がない」，「私は愛されない」といったものが挙げられます。

　中核信念は，訓練された認知行動療法家にとってお馴染みの概念です。また，これはうつのCBTモデルにおける標準的な要素でもあります(Pearson, 1989も参照)。「治療抵抗性」を示す患者や，慢性うつの患者には，とくにこれが関連します。中核信念を引き出し，再構成するための方法をもっとよく知りたい治療者は，CBTの実践を詳しく調べるとよいでしょう（例：J. S. Beck, 1995）。

Homework 🏠 ホームワーク

🖊 患者はこのプログラムの全要素を継続して行わなければなりません（ライフステップのモジュールで扱ったアドヒアランスのスキルを練習する。週間活動記録表を記入する。日常的に楽しい活動に参加する）。

🖊 次の1週間，患者に自動思考と考え方のくせ，そして合理的反応を思考記録表に書き込んでいくよう指示しましょう。

🖊 治療者へ：患者が次のセッションで取り組めるかもしれない状況を話し合っておきましょう。

🖊 治療者へ：ホームワークを完遂する妨げになるような問題がありそうか，話し合っておきましょう。

第7章 モジュール5：問題解決

(ワークブックの第7章に対応)

必要な資料
- ☐ 問題解決用紙
- ☐ メモカードまたは白紙

概　要
- ☐ アジェンダ設定
- ☐ CES-D のうつ得点をふり返り，患者と話し合う
- ☐ 前週の患者の治療アドヒアランスをふり返り，新たな困難や失敗を問題の解決する
- ☐ これまでのモジュールの資料とホームワークをふり返る
- ☐ 患者に問題解決の五つのステップを教示する
- ☐ 手に負えないように見える問題を小さく扱いやすいステップに分ける方法を教示する
- ☐ 例を用いて問題解決の手順を示す
- ☐ ホームワークの設定

---

1. アジェンダ設定

　これからの2セッションにわたり，治療者は患者に問題解決スキルを教えることになります。問題解決練習（D'Zurilla, 1986）は患者の認知的回避を減らす目的とともに，患者がどのように精神的に圧倒される課題を受け止め，扱いやすいステップに分けていくのかを教えていきます。問題についての明確な表現や可能な解決策の発案，最善の解決策の選択など，付加的な問題解決

のテクニックにもふれていきます。このアプローチはうつ病に使用されており(Nezu & Perri, 1989),慢性疾患の対処にも特化されたかたちで応用されています。(Nezu, Nezu, Friedman, Faddis, & Houts, 1998)。私たちはこれらのテクニックを,このプログラムに適応するように改編して用いています。

2. CES-D によるうつの重症度のふり返り

　他のセッションと同じように,患者にはうつの自記式尺度である CES-D に回答してもらいます。簡単に得点をふり返り,前回の測定から変化した症状があれば,それを記録しておきます。治療の進捗にあわせて,これまでのセッションの得点を確認しておけば,何が有効で何が有効でなかったかを検討するのに役立つので,覚えておくとよいでしょう。第3章の進捗状況記録表に得点を記録しておくことを忘れないようにしましょう。

3. アドヒアランスと医学的な変化のふり返り

　患者には,週間アドヒアランスチェック用紙にも記入してもらいます。前回のセッション後に生じた医学的な変化(症状の変化,新たな症状の出現,新たに受けた検査の結果など)は,どんなものでも査定するのを忘れないようにします。そして,そうした変化とアドヒアランス行動との関係や,気分との相関を確認しておきましょう。

4. これまでのモジュールとホームワークのふり返り

ふり返り：うつの CBT モデル

　患者とともにモデルをふり返り,うつの認知,行動,身体的要素がどのように影響し合うのか,それがいかにうつやアドヒアランスの問題,セルフケアの問題を長引かせるのかを復習しておきましょう。必要であれば,第3章で患者が記入した CBT モデルに改めて言及します。問題解決のモジュールはうつの認知的,行動的要素の両方を扱うものであることを明確にしてください。患者の課題をやりやすくすることで,患者がやらなければならないことについて気が楽になるようにお手伝いをするためです。目的を達成すること

で，行動的要素に影響を与えます。

> **ふり返り：ライフステップ**

主治医や他の医療提供者の指示する治療法へ効果的に従っていく方法を，患者と確認します。セルフケアやアドヒアランスの重要性とともに問題解決技法(目的法)ついても復習します。うまくいかなかった方法があれば，計画を追加したり，予備の計画を立てたりしましょう。

> **ふり返り：活動計画**

患者が記入した先週分の週間活動記録表を使いながら，時間をかけて注意深く活動計画をふり返りましょう。活動記録を見ながら，患者の気分が上がったとき，気分が落ち込んだときを指摘し，患者が楽しい活動の時間を最大限に確保する理由を理解してもらいましょう。症状(糖尿病患者であれば血糖値)に関連するパターンや，それと気分との関連を検討します。患者はワークブックの週間活動記録表を使って，自分の日中の活動と気分のモニタリングを継続します。患者が楽しい行事に最大限参加できるように引き続き確認してください。

> **ふり返り：認知再構成**

患者が感じているかもしれない認知再構成に関する疑問について話し合ってください。思考や信念が，どのように患者の特定の状況の捉え方へ影響を与えているのかについてふり返りましょう。患者が動揺するような状況においても，認知再構成を継続的に使用できているかを確認してください。前の週に起こった当惑した出来事をふり返り，患者がより適応的に考えられるように認知再構成を使ったかどうかを話し合います。

5. 問題解決

患者に，これから述べる問題解決の原理を話してください。

> 人が落ち込んでいるときには，多くの課題が手におえないものであるようにみえます。課題に取り掛かるのも困難です。もしその人が内科的疾患も抱えていて，複雑なセルフケアの問題をこなしながらうつにも対処して

いる場合は，一層難しいものとなります。

　さらに，人は落ち込んでいるときに行動計画を選択することも難しくなります。慢性疾患を抱えて生きているとさまざまなストレス要因が存在し，理想的な解決法はまったくないのかもしれません。しかし，何もしないことは状況をさらに悪化させます。

　問題解決はこのような問題の助けとなるのです。

6. 問題解決練習

　問題解決には二つのスキルがかかわっていることを患者に説明してください。一つ目はたとえ理想的な解決策がまったくなくても行動計画を選択する能力です。二つ目はどうにもならないような問題に取り組み，なんとか取り組むことのできるステップに分けていく能力です。今回のセッションの目的は，患者に問題解決のテクニックを自分自身の生活のなかで効果的に使う方法を教えることです。

7. 問題解決の五つのステップ

　図7.1 と図7.2 の問題解決用紙の記入例を併用しながら，このガイドを使用してください。この記入例をコピーして患者に渡してもいいですし，診断と治療社のウェブサイト http://www.shindan.co.jp/ からダウンロードすることもできます。

ステップ1. 明確：問題を明確に表現する

　患者に，できるだけ短い表現(多くても1, 2文)で自分の問題を言い表してもらうようにしてください。
たとえば
- 自分の医療担当者を変更するべきか決められない
- 住居の問題について何をすればいいのか決められない
- 医療費のために借金をしている

問題解決用紙

問題についての記述：運動を十分にしていないが私の健康を改善するために運動していきたいと思っている。

方法：
1) 思いつく限りの解決策をリストアップしてください。意味がないと思うものや，自分が実際にしないだろうと思うものでもリストに入れてください。**できるだけ多くの解決策を思いつくことがポイントです。**
2) それぞれの解決策の長所/短所を挙げていってください。
3) それぞれの長所/短所を列挙し終えたら，全体のリストを振り返り，それぞれの解決策について採点してください。
4) 必要なだけこの用紙の追加コピーを使ってください(たとえ同じ問題についてでも構いません)。

可能性のある解決策	解決策の長所	解決策の短所	解決策の全体的評価(1〜10で採点)
車で出勤する代わりに歩いていく	新鮮な空気を吸って，元気が出る 頭がクリアになる 運転でイライラする分のストレスが減る	少し汗ばんでしまうかもしれない 着替えをもっていかなくてはならない 通勤時間が少し長くなるので，今より早く起きなくてはいけない	7
エレベーターではなく階段を使う	あまり時間がかからない 家/仕事から離れなくていい	それをしたあと，足が痛くなる 楽なことでないので，ときどき面倒くさくなる	6
ジムの会員になる	バラエティがある： 有酸素運動のクラスをとれる ウエイトリフティグを始める 人に出会える	お金がかかる ジムに行く時間をつくらないといけない	8
ヨガのクラスをとる	体の柔軟性が向上する ストレス発散 ほかの人と一緒にできる	今までしたこともないし，体も硬いので恥をかくかもしれない お金がかかる	7

図7.1 問題解決用紙の記入例

問題解決用紙

問題についての記述：主治医から必要な情報をもらったことがない。

方法：
1) 思いつく限りの解決策をリストアップしてください。意味がないと思うものや，自分が実際にしないだろうと思うものでもリストに入れてください。**できるだけ多くの解決策を思いつくことがポイントです。**
2) それぞれの解決策の長所/短所を挙げていってください。
3) それぞれの長所/短所を列挙し終えたら，全体のリストを振り返り，それぞれの解決策について採点してください。
4) 必要なだけこの用紙の追加コピーを使ってください(たとえ同じ問題についてでも構いません)。

可能性のある解決策	解決策の長所	解決策の短所	解決策の全体的評価(1～10で採点)
誰かに一緒に来てもらう	その人に回答を聞くのを助けてもらい，リマインドしてもらえるかも	誰に頼めばいいのかわからない 日中はみな忙しい	5
質問をすることを覚えておく	これがうまくいくといいなと期待している	これが今，自分がやっていることであるが，ちゃんと質問に答えてもらっていないような気がする	2
医者に何を質問したいのか，リストを作っておく	質問に答えてもらえると思う	リストはバカバカしく感じるかも リストを作るのに時間を割かなくてはいけない	6
医者を変える	ほかの医者のほうが説明がうまいかどうかわかる 新しい医者のほうがもっと時間をとってもらえるかもしれない	医者は大体時間がない 今の医者とうまくやっている	5
言われたことがなかなか覚えられないと医者に伝え，自分の質問をさせてもらう	医者のほうが，私がちゃんと理解しているかどうか確認するようになってくれるかもしれない 質問をすることがもっと抵抗なくできるだろう	こういう会話は，自分が気まずく感じると思う	6

図 7.2 問題解決用紙の記入例

ステップ 2. いろいろ：可能な解決策をすべてリストアップする

問題解決用紙の最初の欄に，たくさんの解決策（どれだけ実現可能であるか，結果がどうなるか，ばかばかしさや常識はずれかどうかにはかかわらず）を書き出すようにします。これはできるだけ多くの解決策を並べることです。とりわけ解決策をリストアップするのは，「マンネリ化」している患者には難しい作業だとわかっています。したがって，この作業で想像力を高めてもらうのです。たとえば患者が考えつかないような解決策を探そうとしたり，分かりきっているような解決策を具体的に打ち出したりします。

ステップ 3. 長短：各解決策の長所/短所を列挙する

ここで患者はそれぞれの解決策について現実的な評価をしていきます。用紙の長所/短所を書く欄に，もし患者がその解決策を選んだ場合に何が起こるのか本当に思うところを考え出します。それぞれの長所/短所を挙げていきます。

ステップ 4. 採点：各解決策を採点する

最後の欄を使って，患者は解決策を 1〜10 の段階で評価していきます。これはできるだけ客観的に行ってもらいます。

ステップ 5. 実行：最善策を実行する

それぞれの可能な解決策の 10 段階評価が終わると，選択肢とその評価をレビューします。もっとも高い評価を得たものに着目してくださいい。その選択肢が真に患者が選びたいと思う解決策であるのかどうか，判断してください。問題解決の次の部分は，解決策を実行可能なステップに分解することです。もし行動しないことにかかわる否定的思考があったり，結果の見込みに対して過度に否定的な投影がみられたりする場合は，認知再構成をここで適用することができます。

特定の問題に対してどのように行動計画を選択するのかを示すために，問題解決の例を使用してください。

8. 大きな課題を扱いやすいステップに分ける方法

1. あなたの患者が，回避行動をとっていた問題を選んでください。ちょうど一つ前に出てきた，行動計画を選択するスキルのなかで話し合った問題であれば理想的です。

    必ず行わなければならないステップを列挙してください。これは小さいカードや白紙を使用してできます。以下のような質問をしてください。
    「こうなるためにしなくてはいけない，最初のことは何でしょうか？次は何でしょうか？」

2. それぞれのステップが対処可能なものであることを確認してください。

    患者には
    「これは，私が現実的には1日でやり遂げられるだろうか？」「これは恐らく，私が先延ばしにしそうなことではないか？」と自問してもらいます。

    もし手が付けられなそうなステップがあれば，そのステップをさらに細かく扱いやすいステップに分けてください。

ここで起こりうる落とし穴の一つは，患者が結果を恐れたり，自分にはできないと感じたりしてどんな解決策も実行しないということです。課題を行うことが患者に不安やうつ感情を引き起こすのであれば，必要に応じて，認知再構成を使用することが大切です。問題解決モジュールと認知再構成モジュールを行ったり来たりすることが，ここでは進展に不可欠なことかもしれません。

> **Homework 🏠 ホームワーク**
>
> 🖊 患者は,プログラムのすべての要素に継続して取り組まなければなりません(ライフステップのモジュールで扱ったアドヒアランスのスキルを練習する,週間活動記録表に記入する,日常的に楽しい活動に参加する,必要なだけ認知再構成に取り組む)。
>
> 🖊 必要なときにステップに則り問題解決を使い,可能な解決策を問題解決用紙に記録するように指導してください。

第8章 モジュール6：リラクセーション練習と腹式呼吸

（ワークブックの第8章に対応）

概　要

- □ アジェンダ設定
- □ CES-D のうつ得点をふり返り，患者と話し合う
- □ 前週の患者の治療アドヒアランスをふり返り，新たな困難や失敗などの問題を解決する
- □ これまでのモジュールの資料とホームワークをふり返る
- □ 呼吸法および筋肉のリラクセーション法を教える
- □ ホームワークの設定

I. アジェンダ設定

　このモジュールでは，ストレスや痛みを引き起こすような状況において，どのようにリラックスすればよいのかを患者に教えることに焦点を当てます。このようなスキルは，薬物による副作用への対応，痛みの伴う医療行為への準備，そして睡眠の助けにもつながるでしょう。

　筋肉のリラクセーション法（漸進的筋弛緩法）と呼吸法は，不安のコントロールやストレス低減プログラムにおいて鍵となる要素です。これらはまた，身体の痛み，頭痛，吐き気に対処するための行動医学的アプローチにおいて，広く用いられています（Cotanch, 1983；Smith, 1987；Turner & Chapman, 1982）。

　腹式呼吸（横隔膜呼吸）の練習は，患者がストレスを感じている際に，地に

足を着けリラックスすること，また，症状に直接対処することに役立ちます。治療者の助けを借りながら患者は，手順を追ったリラクセーション練習に使えるような録音 CD や音声ファイル*を作っていきます。

2. CES-D によるうつの重症度のふり返り

他のセッションと同じように，患者にはうつの自記式尺度である CES-D に回答してもらいます。簡単に得点をふり返り，前回の測定から変化した症状があれば，それを記録しておきます。治療の進捗にあわせて，これまでのセッションの得点を確認しておけば，何が有効で何が有効でなかったかを検討するのに役立つので，覚えておくとよいでしょう。第 3 章の進捗状況記録表に得点を記録しておくことを忘れないようにしましょう。

3. アドヒアランスと医学的な変化のふり返り

患者には，週間アドヒアランスチェック用紙にも記入してもらいます。前回セッション後に生じた医学的な変化(症状の変化，新たな症状の出現，新たに受けた検査の結果など)は，どんなものでも査定するのを忘れないようにします。そして，そうした変化とアドヒアランス行動との関係や，気分との相関を確認しておきましょう。

4. これまでのモジュールのふり返り

ふり返り：うつの CBT モデル

患者とともにモデルをふり返り，うつの認知，行動，身体的要素がどのように影響し合うのか，それがいかにうつやアドヒアランスの問題，セルフケアの問題を長引かせるのかを復習しておきましょう。必要であれば，第 3 章で患者が記入した CBT モデルに改めて言及します。

---

*原文では「テープ(tape)」となっているが，今の時代背景に合わせ，このように変更した。音声ファイルの作成にあたっては，IC レコーダー等の使用が望ましい。

ふり返り：ライフステップ

　主治医や他の医療提供者の指示する治療法へ効果的に従っていく方法を，患者と確認します。セルフケアやアドヒアランスの重要性とともに問題解決技法（目的法）についても復習します。うまくいかなかった方法があれば，計画を追加したり，予備の計画を立てたりしましょう。

ふり返り：活動計画

　患者が記入した先週分の週間活動記録表を使いながら，時間をかけて注意深く活動計画をふり返りましょう。活動記録を見ながら，患者の気分が上がったとき，気分が落ち込んだときを指摘し，患者が楽しい活動の時間を最大限に確保する理由を理解してもらいましょう。症状（糖尿病患者であれば血糖値）に関連するパターンや，それと気分との関連を検討します。患者はワークブックの週間活動記録表を使って，自分の日中の活動と気分のモニタリングを継続します。

ふり返り：認知再構成

　患者が感じているかもしれない認知再構成に関する疑問について話し合ってください。思考や信念が，どのように患者の特定の状況の捉え方へ影響を与えているのかについてふり返りましょう。患者が動揺するような状況においても，認知再構成を継続的に使用できているかを確認してください。前の週に起こった当惑した出来事をふり返り，患者がより適応的に考えられるように認知再構成を使ったかどうかを話し合います。

ふり返り：問題解決

　問題がどのくらい細かなステップに分けられてきているかについて話し合いましょう。記入された問題解決用紙をふり返り，患者がこれらのスキルを継続して使えるよう励ましてください。スキルがうまく理解できていない，または使えていない領域をふり返り，残された疑問について明確にしていきましょう。

5. 呼吸法の再練習

　呼吸練習の目標は，リラックスした状態が導けるよう，患者に穏やかでゆっくりとした呼吸を教えることです。不安を感じているときに多くの人が用いがちな過呼吸や胸式呼吸は，実際には，不安症状を悪化させる恐れがあります。替わりに，横隔膜を使った腹式呼吸がより効果的です。胸式呼吸は，肺を空気でいっぱいにするとともに胸を上側と外側に押し広げるため，呼吸は比較的浅くなります。一方，腹式呼吸では，胸はリラックス状態を保ち，肺の底にある平滑筋である横隔膜が自由に動けます。息を吸うと横隔膜は下がり，真空状態を作ることで空気を取り込みます。このテクニックは結果として深い呼吸につながり，それが健康で十分な酸素の取り込みをもたらすのです。

6. 腹式呼吸法

　セッションを通して，患者は腹式呼吸を練習します。患者に対し，片方の手を胃の上に，もう片方を胸の上に置くように指示してください。ゆっくりと息を吸い込んでもらい，どちらの手が動くかを観察させることによって，患者が胸式呼吸と腹式呼吸を区別できるよう教えます。胸に置いたほうの手が動いたとすれば，胸式呼吸になっています。胃の上に置いた手のほうが動いたとすれば，腹式呼吸になっています。

　次のような教示例を用いて，患者を腹式呼吸に導入することもできます：

> 　楽な体勢を取ってください。さあ，鼻からゆっくりと息を吸い込みましょう。息を吸いながら，ゆっくりと三つ数え，胃が膨らむのをあなたの手の下で感じてください。1秒間息を止め，そしてまた三つ数えながらゆっくり息を吐き出しましょう。息を吸うときは，「吸ってー」という言葉を頭のなかで唱えてください。息を吐くときは，「力を抜いてー」という言葉を頭のなかで唱えましょう。

　正確に行えるようになるまで，患者にこの練習を繰り返してもらいましょう。他のスキルと同様，習得には練習が必要です。

7. リラクセーション法（漸進的筋弛緩法）

　腹式呼吸（横隔膜呼吸）と同じく，筋肉のリラクセーションは，定期的に練習すれば身に付くスキルです。この方法は，緊張，服薬による特定の副作用，痛みやストレスに効果があります。

　次のような教示例を用いて，患者をリラクセーション法に導入することもできます：

> 　これからあなたと，リラクセーション法を行っていきます。さまざまな筋肉の一つひとつに対して，力を入れ，そして力を抜く，ということを行います。約25分かかります。すべてを終えるころには，あなたの全身はリラックスしているでしょう。
>
> 　一度，リラックスした状態を経験すれば，それがどのような感じなのか覚えておけるでしょう。すべての手順を行うことが不可能な場合でも，ゆっくりとした呼吸とともに，それをストレス状況で用いることができます。あなたが家でも練習できるよう，リラクセーション法の手順を録音しておきましょう。

　続ける前に，患者が疑問や懸念をもっていないかを尋ねてください。ICレコーダー等を使って，リラクセーションの手順を録音しましょう。

　治療者ノート：インターネット上のサイトに公式にアクセスすることにより入手できる，リラクセーション法に関する音声ファイルもいくつかあります。そのようなものを探し出し，聴いてみたうえでそれらを患者に渡してもよいでしょう。

　リラクセーションの練習を容易にするため，次のような教示を使用することもできます。

リラクセーション法の教示

　以下の内容は，筋肉のリラクセーション法の手順を録音する際に使用でき

ます。ゆっくりと，リラックスした，やや単調なトーンで行いましょう。リラクセーション法は，さまざまな筋肉群のすべてについて，力を入れ，そして脱力するという手順で行っていきます。それぞれにつき約5秒間力を入れ，次に最低10秒間力を抜かなくてはいけません。患者には，緊張と弛緩の違いがわかるよう，一気に脱力，または「解放」するように教示します。この手順を始める前に，各筋肉群が緊張するとどのような感じになるのか，実際にやってみましょう。その際は筋肉群のリストを使ってください。

　録音を開始し，次のような教示を行ってください：

> 　心地のよい体勢でイスに腰掛け，できる限り力を抜いてください。穏やかに，規則正しく腹式呼吸をしてください。（数秒あける）私の声に耳を傾けてください。もし，やっている最中にぼんやりしてきたら，あなたの注意をとにかくリラクセーションの手順に戻してください。

　各筋肉群について，次のような教示を行うこともできます。

> 　ここで，＿＿＿＿＿＿＿＿＿＿に力を入れてください。そのまま止めて……はい，力を抜いてください……＿＿＿＿＿＿＿＿＿＿の筋肉を緩めてください……。力を入れたときと抜いたときの違いに注目してみてください。

1. 握りこぶしを作り，それをしっかりと握って，手と前腕に力を入れます（両手を別々に）。
2. ひじを曲げ，手を肩のところにもっていき，上腕に力を入れます（両側を別々に）。
3. 肩を耳のところまで持ち上げ，肩に力を入れます（両側を一緒に）。
4. 目を閉じながら眉毛を引き上げ，前頭に力を入れます。
5. しかめ面をしながら歯を食いしばり，あごに力を入れ，唇をギュッとすぼめて，顔の下部に力を入れます。
6. 深く胸呼吸をして息を止め，胸に力を入れます。
7. 胃の辺りを突き出すようにして，胃の辺りに力を入れます。
8. 両側の肩甲骨を引き付け，背中に力を入れます。
9. かかとを床に押しつけ，太ももに力を入れます。

10. 足とつま先で床を強く踏みつけ，ふくらはぎに力を入れます。
11. つま先が顔の方に向くよう足を上に曲げ，つま先をギュッと丸めて，足に力を入れます。

　各筋肉群に対する系統的な緊張および解放(脱力)のすべての手順をやり終えたら，以下のように続けてください。

　今，あなたは呼吸と脱力を続けることで，より一層リラックスすることができています。あなたの身体全体の力が抜けています。穏やかに，そして規則正しく呼吸すること，そして力を抜くことを続けてください。そうすれば，さらに深いリラックスのレベルに到達できます。

(1分待つ)

　さて，これからさらにリラックスしていきます。私はこれから，ゆっくりと20から1まで数えます。私が数を数えるたびに，あなたにはもっと力を抜いていきます。たとえあなたが，自分は完全にリラックスできていると感じていても，もう少しだけやってみてください。

(20から1までゆっくりと数える)

　ここで，今の時点であなたがどの程度リラックスできているかを覚えておいてください。リラックスするとはどのような感じなのかに注意を向けてください。今の感じを覚えておいてください。これから，さらに1分間，呼吸と脱力をしてもらいます。呼吸する際，息を吸うたびに「吸ってー」という言葉を，息を吐く度に「力を抜いてー」という言葉を頭のなかで唱えてください。もしこころが横道にそれ始めたら，ただ「吸って」「力を抜いて」と唱えることに戻りましょう。

(2分待つ)

　私たちは今，リラクセーションの訓練をやり終えました。準備ができたら，いくらか時間をおいて，目を開けてください。

(Ost, n. d., and Otto, Jones, Craske, & Barlow, 1996 より引用)

　今後，患者がストレスを体験したとしても，リラクセーションをすでにスキルとして学んでいます。患者がこのテクニックをマスターし，それを現実生活の状況で活用するためには，練習が必要です。あるポイントでどのように力を抜いているのかを患者に覚えておいてもらいたいときは，そのポイントの教示を参照してください。理想は，患者が十分に練習することで，最終的にはゆっくりとした深い呼吸が苦労なくできるようになり，リラックスした感覚を取り戻せるようになることです。

Homework 🏠 ホームワーク

🖉 患者は，プログラムのすべての要素(ライフステップのモジュールで扱ったアドヒアランススキルを練習する。週間活動記録表に記入する。日常的に参加する楽しい活動に取り組む。必要なだけ認知再構成や問題解決を用いる)に継続して取り組まなければなりません。

🖉 患者に，腹式呼吸(横隔膜呼吸)を1日2回(朝晩1回ずつ)練習するよう指導してください。

🖉 患者に，筋肉のリラクセーション練習をできる限りたくさん練習してもらいます。毎日1回が理想的ですが，それができない場合，少なくとも週に3，4回は行ってもらいましょう。

🖉 患者は，呼吸練習および筋肉のリラクセーション練習について，ワークブックにある呼吸練習とリラクセーション練習の記録に記録する必要があります。

第9章 今までのふり返りとメンテナンス・再発予防

（ワークブックの第9章に対応）

概　要
- □ アジェンダ設定
- □ CES-Dのうつ得点をふり返り，患者と話し合う
- □ 前週の患者の治療のアドヒアランスをふり返る
- □ 進歩と治療ツールの有用性をふり返る
- □ 患者が自分自身の治療者になっていくことについて話し合う
- □ メンテナンスについて話し合う
- □ よくある問題について話し合い，再発予防に取り組む
- □ 今後も続く「ホームワーク」の設定

1. アジェンダ設定

　このモジュールでは，これまでのセッションで学んだすべての治療方略のふり返りを行います。また，患者が自分自身の治療者になっていくのを助けるために，変化を維持する方法に焦点を当てます。

2. CES-Dによるうつの重症度のふり返り

　すべてのセッションの開始時に行われてきたのと同様に，患者には自記式のうつ尺度であるCES-Dに回答してもらいます。簡単にスコアをふり返り，前回測定したときから変化した症状があれば，それを記録しておきます。これまでのセッションそれぞれの合計得点をふり返り，患者にとって，治療のなかで何が役に立ち，何が役に立たなかったかを検証します。進捗状況記録

表を用いて，今までの軌跡を確かめましょう．これまでのセッション同様，これは治療のホームワークにかかわる話し合いを行う際のポイントになります．すなわち，もし患者がホームワークを行い，気分がよくなれば，このポイントは強調するのがよいでしょう．もし患者が行動変容に取り組まず，うつ症状が変化しなかったら，この事実はその後のセッションでモチベーションを上げるために利用することができます．

3. アドヒアランスと医学的な変化のふり返り

患者には，週間アドヒアランスチェック用紙にも記入してもらいます．前回セッション後に生じた医学的な変化（症状の変化，新たな症状の出現，新たに受けた検査の結果など）は，どんなものでも査定するのを忘れないようにします．そして，そうした変化とアドヒアランス行動との関係や，気分との相関を確認しておきましょう．薬の飲み忘れのきっかけは何だったのか，たとえば，薬が切れてしまったのか，薬を飲みたくなかったり必要ではないと考えているのかなどを同定しましょう．アドヒアランスを改善し，よい状態を維持するために不可欠な，問題解決を行いましょう．

4. 前回のセッションのふり返り

患者に，前回のセッションでは，自分自身を落ち着けることを助け，ストレスに直面したときにリラックスし，症状に対して直接的な対処を行うための，リラクセーションのスキルに焦点を当てたことを思い出させてください．腹式呼吸と，リラクセーション法を復習しましょう．心理教育のモジュールの間に完成させた患者のCBTモデルに戻って参照し，リラクセーションスキルを使用することで，身体的な健康，アドヒアランス行動，全般的な気分がどのようになったかを話し合いましょう．

5. これまでのモジュールとホームワークのふり返り

これまでの各セッションで学んだスキルを復習し，それらのスキルがうつのサイクルを断ち切ったり，アドヒアランスを向上させるために果たした役割を話し合いましょう．

ふり返り：うつの CBT モデル

患者とともにモデルをふり返り，うつの認知，行動，身体的要素がどのように影響し合うのか，それがいかにうつやアドヒアランスの問題，セルフケアの問題を長引かせるのかを復習しておきましょう。必要であれば，第3章で患者が記入した CBT モデルに改めて言及します。

ふり返り：ライフステップ

ライフステップのモジュールで学んだスキルをふり返り，患者が，主治医から処方された治療計画を遵守できるようにフォローしてください。問題解決技法（目的法），セルフケア行動や治療のアドヒアランスの大切さをふり返り，それらを続けることが，症状やうつが改善した状態の維持につながることを確認してください。

ふり返り：活動計画

楽しんでできる活動に取り組むパターンや，医学的な症状に対するセルフケア行動をふり返り，それらと気分との関係をふり返りましょう。

ふり返り：認知再構成

認知再構成にかかわる患者の疑問について話し合いましょう。考えや中核信念が，いかに患者自身や他者，さまざまな状況に対する見方に影響を与えるかをふり返ってください。ネガティブな考えが，アドヒアランスや気分を改善させるスキルの使用にいかなる影響を与えるかを話し合ってください。

ふり返り：問題解決

問題解決，行動の計画を選ぶためのスキルの使用，手に負えない課題を扱いやすいステップに分けることを復習してください。

6. 患者が自分自身の治療者になっていくことについて話し合う

その人が自分自身の治療者になるという移行をうまく進めるための鍵となるのは，このプログラムのなかで学んだスキルを継続的に使用し，それらに

熟達することです。「治療ツールとスキルが自動的かつ習慣的に使えるように，スキルを日常的に練習することが必要だ」ということを，患者にとくに強調して伝えてください。そうすることで，通常の治療セッションが終わったときに，患者自身による治療プログラムが始まります。そして，その人自身が，学んだスキルやツールの使い方を確認し，さらにそれを拡張していくことができるのです。

7. 患者の進歩

　治療者の役割を患者が，引き継ぐという，治療の次の段階に移行するのを助けるためには，患者が達成した成果がどのようなものであるかを理解しておくことが重要です。進歩をみるための方法のひとつは，進捗状況記録表を用いて，治療のアドヒアランス，うつ，ホームワークの評価が，治療セッションを通じてどうなったかをふり返ることです。治療のなかで，もし突然，状況が改善したところがあったら――ある週のなかで，うつの得点が急激にあるいは顕著に減少したとか，アドヒアランスが改善した，など――，その週にどんなことがあってそうした変化が引き起こされたのかを話し合っておくことが重要です（すなわち，薬が切れてしまうのを避けるためにメールで処方箋を手配する，1週間に2回練習を始める等の行動を，患者がついに行ったことなど）。

8. 治療ツールの有用性

　どのセッションが最もためになったかを思い出すことに加え，治療ツールをふり返り，患者にとってそれらがどのように役に立ったかを決めるようにしてください。治療ツールと有用性（表9.1）を患者とともに完成させ，セッションのなかで話し合ってください。このチャートは，ワークブックにも収録されています。

　進歩の話し合いと同じように，役に立ったアプローチについてポジティブなフィードバックを行い，それらを続けていくことの重要性を強調しましょう。もし役に立たなかった治療ツールがあれば，それらを続ける必要はありません。しかし，一見役に立たないようにみえるツールを用いる際，患者が

表 9.1 治療ツールと有用性

教示：それぞれのツールがどれくらい役に立ったか，0〜100(0＝まったく役に立たない；100＝非常に重要)で評定してください。また，どうしてその方略が役に立つ，あるいは役に立たないと考えるのかについても考え，次の1か月を通してあなたが実行すると最も役立つであろうツールはどれかを確認しましょう。

治療ツール	有用性	ツールをどう使うか/どんなところが役に立つのか
心理教育 思考，行動，身体的症状とうつやアドヒアランスの間の関係を理解する 動機づけの練習：変わることと変わらないことのメリット・デメリットを重みづけする		
アドヒアランス練習（ライフステップ） 治療のアドヒアランスの重要性を理解する 診察にいくための交通手段を計画する 医薬品や他のセルフケア用品を手に入れる計画をする 治療チームとのコミュニケーションを最適化する計画を立てる 薬の副作用や治療計画に対処する計画を立てる 服薬やその他のセルフケア行動を日常的に行う計画を立てる 医療用品を保管しておくための計画を立てる 薬を飲んだり，他のセルフケアの手続きを行うための手掛かりを作る アドヒアランスに関するちょっとした失敗に適応的に対処し，再発を防ぐための準備を行う		
活動計画 活動と気分のつながりを理解する 楽しいか，上達していける活動を日常の活動計画のなかに組み入れる		
認知再構成（適応的思考） 自動思考を同定する 考え方のくせを同定する 嫌な気分になった状況をふり返り，自動思考に対する合理的な反応を形成する 現実の状況で（新しい活動を行っているときなど）自動思考を検証する 下向き矢印法を用いて中核信念を同定する		

表 9.1 治療ツールと有用性　つづき

治療ツール	有用性	ツールをどう使うか/どんなところが役に立つのか
問題解決 問題を明確に表現する 可能な解決策を明確にする 最も実行しやすい解決策を選ぶ 解決策を実行するための行動計画を作る 課題を扱いやすいステップに分ける		
リラクセーション練習 腹式呼吸 リラクセーション法		

何か困難を抱えているようであれば，その問題を解決するようにも努めてください。

たとえば，もし患者が有酸素運動を週の活動計画として組み込むことに困難を抱えているのであれば，次のように言うことができるでしょう：

> 運動の予定を立てるために活動計画を用いることは，あなたの役には立たないようですね。障害になっていることを解決できるかどうか検討するために，あなたの運動の目標と計画がどのようなものだったかをふり返ってみましょうか。

> あなたの目標は何でしたか？　運動計画はどのようなものでしたか？　何が障害物になっているか，わかりますか？　運動に取り組もうとしたとき，すぐあとに，どんなふうに感じましたか？　その後の日(々)はいかがですか？　どのように感じると予想しましたか？　どんな成果が得られると期待していましたか？

もし患者の目標や計画がよいものになりそうだったら，患者がそれらをもう一度計画に組み込むように支えます。もしその活動が患者の役にまったく

立たないようだったら，替わりとなる新しい活動を同定します。

9. メンテナンス，再発予防，治療の終結

メンテナンス

　患者が認識しておくことが重要な区別は，「逆戻り」と「再発」の違いです。どういった行動変化がそれらの予兆となるのか，患者がよりよく理解できるように，第4章の回復の過程(図4.4, p82)をふり返ってください。変化を着実に，一貫して予測できるようになると，多くの患者は自分が作り出した変化を簡単に維持できるようになることを，グラフを示して説明しましょう。一方，進歩には通常，セッションを通じて浮き沈みがあり，治療後に何らかの落ち込みがあるものです。そうした「逆戻り」は進歩の一部であると説明してください。次のようなやりとりをするとよいでしょう。

> 　治療がうまく終結したことは，症状に困ることは金輪際ないということを意味しているのではありません。多くの状態，症状，そしてあなたが作り出した変化は，時とともに盛衰があるものです。治療によって得たものを長く維持するために大切なことは，困難が大きくなった時期に備えることです。そうした時期があるのは，治療が失敗したことを示しているのではありません。そうではなくて，逆戻りの時期は，スキルを応用し，それらをしばしば練習する必要があるのだというサインなのです。

　スキルを必要に応じて更新するために，ワークブックにある「1か月のふり返り用紙」を使うよう，患者に勧めてください。この用紙は，スキルを練習することの重要性を思い出させ，用紙への記入を通してどの治療ツールを実行するのが大事かを考えるのに役立てるためのものだと，説明してください。この問題について次のように話し合ってみましょう：

> 　ふり返り用紙を完成させることは，服薬し忘れたとき(もしくは，習慣的に行う運動を怠ってしまったり，食事制限を破ってしまったとき)に，その状態からあなたが回復する準備を助けてくれます。そして，そういったことは，長い間にはおそらく起こります。もし逆戻りが起こったら，最もよ

い選択は、絶望的な考えにまかせて行動したり、諦めてしまうのではなく、できるだけ早くアドヒアランスプログラムに戻ることです。もしあなたが、この逆戻りがどうして起こったのかを同定できれば、その情報は、スキルを強固なものとし、今後の逆戻りを避けるのに役立ちます。逆戻りはごくふつうのことであり、大きな問題ではありません。それが再発につながり、セルフケアの計画をすっかりやめさせてしまうときにのみ、大きな問題となります。

よくある問題

患者が経験している症状を、治療のなかで用いた特定のツールと結びつけることもまた、役に立つかもしれません。患者がうつのときに経験している認知、行動、身体的症状がいかなるものかを同定するために、うつの CBT モデルの用紙を利用することができます。

患者が特定の症状とスキルを結びつけることができるように、治療セッションのなかで教えられた表 9.2 を使ってください。

上記に加えて、症状に伴う困難についてより注意深く検討するために問題解決用紙を使うよう、患者に勧めてください。また、もしそれらのツールが、うつやアドヒアランスを改善するのにあまり効果的でなかったら、家族や友人に助けを求めたり、治療者との追加セッションを計画するよう、推奨してください。

終 結

治療の常として、その患者との治療を終結するための時間を設けます。その患者とともに作業に取り組むことはいかなる体験だったか、とりわけ、治療のどんな側面を素晴らしいものと感じているかを、患者と共有してください。(例:「あなたは血糖値を日常的にモニターできるようになるなんて、まったく思っていませんでしたね。あなたがそうした状態を克服し、今ではもう、日常的な血糖値チェックをせずに過ごすなんて想像もつかないほどになったのを見るにつけ、私はとても嬉しく感じます。」)。この治療プログラムを完了する原動力となった、患者の頑張りすべてについて、患者に賛辞を送

表 9.2 症状とスキルのチャート*

うつの症状	考慮すべきスキル
薬を飲むと調子悪くなるから，最近は飲んでいない。	ライフステップスキルをふり返る ・ライフステップ 2：治療チームとコミュニケーションをとる ・ライフステップ 3：副作用に対処する
このごろ，一人でいる時間が長く，あまり何もしたくない。	週間活動記録表を用いて，日々の活動と気分をモニターする 楽しいか，上達していける活動を喜びや熟達を含む活動を，普段の活動計画のなかに組み入れる
友人や家族と夕食に出かけたくない。食事に気をつけなくちゃならないし，自分の病気について相手に説明しなくてはならないのが嫌だから。	自動思考を同定する 考え方のくせを同定する 思考記録表を用いて自動思考を記録し，くせと結びつける 自動思考に挑戦し，合理的な反応に変える
体重を落とさなくてはならないけれど，どうやって始めたらいいのかわからない。	問題解決法（問題を分け，実行しうる解決策を作り，最適な代替案を選ぶ）を実行する 課題を扱いやすいステップに分ける
仕事で出かけるとき，ときどき不安になったりストレスを感じて，落ち着くのが大変だ。	腹式呼吸 リラクセーション法

りましょう。これは，骨の折れることです！ しかし，私たちは，これらのスキルが重要な違いをうみ出し，うつやアドヒアランスを改善する助けとなるのだと，心の底から信じています。最後にもう一度，次のことを患者に思い出してもらいましょう。「学んだスキルの練習，練習，練習！ 進歩が自然と維持されるなんて，奇跡的なことは起こりません。継続的に使ってこそ，自動的にスキルを用いることができるようになるのです。」

---

*ワークブックでは「問題と対策用紙」として掲載。

参考文献

Agency for Health Care Policy and Research Depression Guideline Panel. (1993a). *Depression in primary care*：*Vol. 1. Detection and diagnosis* (Clinical Practice Guideline No. 5; ACHPR Publication No. 93-0550). Rockville, MD：U. S. Department of Health and Human Services, Public Health Service.

Agency for Health Care Policy and Research Depression Guideline Panel. (1993b). *Depression in primary care*：*Vol. 2. Treatment of major depression* (Clinical Practice Guideline No. 5; ACHPR Publication No. 93-0551). Rockville, MD：U. S. Department of Health and Human Services, Public Health Service.

Alter, M. J., Kruszon-Moran, D., Nainan, O. V., McQuillan, G. M., Gao, F., Moyer, L. A., et al. (1999). The prevalence of Hepatitis C virus infection in the United States, 1988 through 1994. *New England Journal of Medicine, 341*, 556-562.

American Cancer Society. (2006). Retrieved from http://www.cancer.org/docroot/MBC/content/MBC_4_1X_Cancer_and_Depression. asp?sit earea=MBC

American Heart Association. (2007). *Heart disease and stroke statistics—2007 update*. Dallas, TX：American Heart Association.

American Psychiatric Association. (2000). *Diagnostic and statistical manual of mental disorders* (4th ed., text rev.). Washington, DC：Author.

Ammassari, A., Murri, R., Pezzotti, P., Trotta, M. P., Ravasio, L., De Longis, P., et al. (2001). Self-reported symptoms and medication side effects influence adherence to highly active antiretroviral therapy in persons with HIV infection. *Journal of Acquired Immune Deficiency Syndromes, 28*, 445-449.

Anderson, R. J., Freedland, K. E., Clouse, R. E., & Lustman, P. J. (2001). The prevalence of comorbid depression in adults with diabetes：A meta-analysis. *Diabetes Care, 24*, 1069-1078.

Anderson, R. M. (1995). Patient empowerment and the traditional medical model：A case of irreconcilable differences? *Diabetes Care, 18*, 412-415.

Antoni, M. H., Cruess, D. G., Klimas, N., Carrico, A. W., Maher, K., Cruess, S., et al. (2005). Increases in a marker of immune system reconstitution are predated by decreases in 24-h urinary cortisol output and depressed mood during a 10-week stress management intervention in symptomatic HIV-infected men. *Journal of Psychosomatic Research, 58*, 3-13.

Bangsberg, D. R. (2006). Less than 95% adherence to nonnucleoside reversetranscriptase inhibitor therapy can lead to viral suppression. *Clinical Infectious Diseases, 43*, 939-941.

Beck, A. (1987). *Cognitive therapy of depression.* New York : Guilford Press.

Beck, A. T., Ward, C. H., Mendelson, M., Mock, J., & Erbaugh, J. (1961). An inventory for measuring depression. *Archives of General Psychiatry, 4*, 561-571.

Beck, J. S. (1995). *Cognitive therapy : Basics and beyond.* New York : Guilford Press.

Beck, J., & Beck, A. (1995). *Cognitive therapy.* New York : Guilford Press.

Bedell, C. H. (2003). A changing paradigm for cancer treatment : The advent of new oral chemotherapy agents. *Clinical Journal of Oncology Nursing, 7*, 5-9.

Bedell, C. H., Hartigan, K. J., Wilkinson, K. I., & Halpern, I. M. (2002). Oral chemotherapy : Progress with challenges. *Hematology Oncology News and Issues, 1*, 28-32.

Berenson, G. S., Srinivasan, S. R., Bao, W., Newman, W. P., Tracy, R. E., & Wattigney, W. A. (1998). Association between multiple cardiovascular risk factors and atherosclerosis in children and young adults. *New England Journal of Medicine, 338*, 1650-1656.

Birner, A. (2003). Safe administration of oral chemotherapy. *Clinical Journal of Oncology Nursing, 7*, 1-5.

Blackburn, I. M., Eunson, K. M., & Bishop, S. (1986). A two-year naturalistic follow-up of depressed patients treated with cognitive therapy, pharmacotherapy, and combination of both. *Journal of Affective Disorders, 10*, 67-75.

Bonaccorso, S., Marino, V., Biondi, M., Grimaldi, F., Ippoliti, F., & Maes, M. (2002). Depression induced by treatment with interferon-alpha in patient affected by hepatitis C virus. *Journal of Affective Disorders, 72*, 237-241.

Bruce, D. G., Davis, W. A., & Davis, T. M. (2005). Longitudinal predictors of reduced mobility and physical disability in patients with type 2 diabetes : The Fremantle Diabetes Study. *Diabetes Care, 28*, 2441-2447.

Burns, D. D. (1980). *Feeling good : The new mood therapy.* New York : William Morrow.

Carpenter, C. J., Fischl, M. A., Hammer, S. M., Hirsch, M. S., Jacobsen, D. M., Katzenstein, D. A., et al. (1997). Antiretroviral therapy for HIV infection in 1997 : Updated recommendations of the international AIDS society—USA panel. *Journal of the American Medical Association, 277*, 1962-1969.

Casado, J. L., Perez-Elias, M. J., Antela, A., Sabido, R., Marti-Belda, P., Dronda, F., et al. (1998). Predictors of long-term response to protease inhibitor therapy in a cohort of HIV-infected patients. *AIDS, 12,* 131-135.

Chesney, M. A., Ickovics, J. R., Chambers, D. B., Gifford, A. L., Neidig, J., Zwickl, B., et al. (2000). Self-reported adherence to antiretroviral medications among participants in HIV clinical trials : The AACTG adherence instruments. *AIDS Care, 12,* 255-266.

Chesney, M. A., Morin, M., & Sherr, L. (2000). Adherence to HIV combination therapy. *Social Science and Medicine, 50,* 1599-1605.

Cotanch, P. H. (1983). Relaxation training for control of nausea and vomiting in patients receiving chemotherapy. *Cancer Nursing, 6,* 277-283.

Craske, M., Barlow, D. H., & O'Leary, T. A. (1992). *Mastery of your anxiety and worry : Client workbook.* San Antonio, TX : Psychological Corporation.

Cuijpers, P., & Schoevers, R. A. (2004). Increased mortality in depressive disorders : A review. *Current Psychiatry Reports, 6,* 430-437.

Deckersbach, T., Gershuny, B. S., & Otto, M. W. (2000). Cognitivebehavioral therapy for depression : Applications and outcome. *Psychiatric Clinics of North America, 23,* 795-809.

Dew, M. A., Becker, J. T., Sanchez, J., Cladararo, R., Lopez, O. L., Wess, J., et al. (1997). Prevalence and predictors of depressive, anxiety, and substance use disorders in HIV-infected and uninfected men : A longitudinal evaluation. *Psychological Medicine, 27,* 395-409.

Diabetes Control and Complications Trial Research Group. (1993). The effect of intensive treatment of diabetes on the development and progression of long-term complications in insulin-dependent diabetes mellitus. *New England Journal of Medicine, 329,* 977-986.

Dieperink, E., Ho, S. B., Thuras, P., & Willenbring, M. L. (2003). A prospective study of neuropsychiatric symptoms associated with interferon-alpha-2b and ribavirin therapy for patients with chronic hepatitis C. *Psychosomatics, 44,* 104-112.

DiMatteo, M. R., Lepper, H. S., & Croghan, T. W. (2000). Depression is a risk factor for noncompliance with medical treatment : Meta-analysis of the effects of anxiety and depression on patient adherence. *Archives of Internal Medicine, 160,* 2101-2107.

Dobson, K. S. (1989). A meta-analysis of the efficacy of cognitive therapy for depression. *Journal of Consulting and Clinical Psychology, 57,* 414-419.

D'Zurilla, T. J. (1986). *Problem solving therapy : A social competence approach to clinical interventions.* New York : Springer.

Egede, L. E. (2004). Diabetes, major depression, and functional disability among U. S. adults. *Diabetes Care, 27,* 421-428.

Egede, L. E., Zheng, D., & Simpson, K. (2002). Comorbid depression is associated with increased health care use and expenditures in individuals with diabetes. *Diabetes Care, 25,* 464-470.

El Serag, H. B., Kunik, M., Richardson, P., & Rabeneck, L. (2002). Psychiatric disorders among veterans with hepatitis C infection. *Gastroenterology, 123,* 476-482.

Evans, M. D., Hollon, S. D., DeRubeis, R. J., Piasecki, J. M., Grove, W. M., Garvey, M. J., et al. (1992). Differential relapse following cognitive therapy and pharmacotherapy for depression. *Archives of General Psychiatry, 155,* 1443-1445.

Ezzati, M., Lopez, A., Rodgers, A., Vander Hoorn, S., & Murray, C. (2002). Selected major risk factors and global and regional burden of disease. *Lancet, 360,* 1347-1360.

Fätkenheuer, G., Theisen, A., Rockstroh, J., Grabow, T., Wicke, C., Becker, K., et al. (1997). Virological treatment failure of protease inhibitor therapy in an unselected cohort of HIV-infected patients. *AIDS, 11,* 113-116.

Fava, G. A., Grandi, S., Zielezny, M., Canestrari, R., et al. (1995). Cognitivebehavioral treatment of residual symptoms in primary major depressive disorder. *American Journal of Psychiatry, 151,* 1295-1299.

Fava, G. A., Grandi, S., Zielezny, M., Rafanelli, C., et al. (1996). Four-year outcome for cognitive-behavioral treatment of residual symptoms in major depression. *American Journal of Psychiatry, 153,* 945-947.

Fava, G. A., Rafanelli, C., Grandi, S., Canestrari, R., & Morphy, M. A. (1998). Six-year outcome for cognitive behavioral treatment of residual symptoms in major depression. *American Journal of Psychiatry, 155,* 1443-1445.

Fava, G. A., Rafanelli, C., Grandi, S., Conti, S., & Belluardo, P. (1998). Prevention of recurrent depression with cognitive behavioral therapy. *Archives of General Psychiatry, 55,* 816-820.

Fava, M., Alpert, J. E., Nierenberg, A. A., Worthington, J. J., & Rosenbaum, J. F. (2000, May). *Double-blind study of high dose fluoxetine versus lithium or desipramine augmentation of fluoxetine in partial and nonresponders to fluoxetine.* Paper presented at the annual meeting of the American Psychiatric Association, Chicago.

Fava, M., & Davidson, K. G. (1996) Definition and epidemiology of treatment-resistant depression. *Psychiatric Clinics of North America, 19*, 179-200.

Fields, L. E., Burt, V. L., Cutler, J. A., Hughes, J., Roccella, E. J., & Sorlie, P. (2004). The burden of adult hypertension in the United States from 1999-2000 : A rising tide. *Hypertension, 44*, 398-404.

Fisher, J. D., & Fisher, W. A. (1992). Changing AIDS risk behavior. *Psychological Bulletin, 111*, 455-474.

Frasure-Smith, N., Lesperance, F., & Talajic, M. (1993). Depression following myocardial infarction : Impact on 6-month survival. *Journal of the American Medical Association, 270*, 1819-1825.

Frasure-Smith, N., Lesperance, F., & Talajic, M. (1995a). Depression and 18-month prognosis after myocardial infarction. *Circulation, 91*, 999-1005.

Frasure-Smith, N., Lesperance, F., & Talajic, M. (1995b). The impact of negative emotions on prognosis following myocardial infarction : Is it more than depression? *Health Psychology, 14*, 388-398.

Gleason, O., Yates, W., Isbell, M. D., & Phillipsen, M. A. (2002). An openlabel trial of citalopram for major depression in patients with hepatitis C. *Journal of Clinical Psychiatry, 63*, 194-198.

Goldney, R. D., Phillips, P. J., Fisher, L. J., & Wilson, D. H. (2004). Diabetes, depression, and quality of life : A population study. *Diabetes Care, 27*, 1066-1070.

Gonzalez, J. S., Penedo, F. J., Antoni, M. H., Duran, R. E., Fernandez, M. I., McPherson-Baker, S., et al. (2004). Social support, positive states of mind, and HIV treatment adherence in men and women living with HIV/AIDS. *Health Psychology, 23*, 413-418.

Gonzalez, J. S., Safren, S. A., Cagliero, E., Wexler, D. J., Delahanty, L., Wittenberg, E., et al. (2007). Depression, self-care, and medication adherence in type 2 diabetes : relationships across the full range of symptom severity. *Diabetes Care*.

Goodwin, J. S., Zhang, D. D., & Ostir, G. V. (2004). Effect of depression on diagnosis, treatment, and survival of older women with breast cancer. *Journal of the American Geriatrics Society, 52*, 106-111.

Halm, E. A., Mora, P., & Leventhal, H. (2006). The acute episodic disease belief is associated with poor self-management among inner-city adults with persistent asthma. *Chest, 129*, 573-580.

Hauser, P., Khosla, J., Aurora, H., Laurin, J., Kling, M. A., Hill, J., et al. (2002). A prospective study of the incidence and open-label treatment of interferon-induced major depressive disorder in patients with hepatitis C. *Molecular Psychiatry, 7*, 942-947.

Heimberg, R. G. (1991). *Cognitive-behavioral therapy of social phobia in a group setting*. Unpublished ms.

Hickling, E. J., & Blanchard, E. B. (2006). *Overcoming the trauma of your motor vehicle accident : A cognitive-behavioral treatment program workbook*. New York : Oxford University Press.

Holmes, V., & Griffiths, P. (2002). Self-monitoring of glucose levels for people with type 2 diabetes. *British Journal of Community Nursing, 7*, 41-46.

Hope, D. A., Heimberg, R. G., Juster, H. R., & Turk, C. L. (2000). *Managing social anxiety : A cognitive-behavioral therapy approach*. Boulder, CO : Greywind.

Horwitz, R. I., Viscoli, C. M., Berkman, L., Donaldson, R. M., Horwitz, S. M., Murray, C. J., et al. (1990). Treatment adherence and risk of death after a myocardial infarction. *Lancet, 336*, 542-545.

Januzzi, J. L., Stern, T. A., Pasternak, R. C., & DeSantis, R. W. (2000). The influence of anxiety and depression on outcomes of patients with coronary artery disease. *Archives of Internal Medicine, 160*, 1913-1921.

Jonas, B. S., Franks, P., & Ingram, D. D. (1997). Are symptoms of anxiety and depression risk factors for hypertension? Longitudinal evidence from the National Health and Nutrition Examination Survey I Epidemiologic Follow-Up Study. *Archives of Family Medicine, 6*, 43-49.

Karter, A. J. (2001). Self-monitoring of blood glucose levels and glycemic control : The Northern California Kaiser Permanente diabetes registry. *American Journal of Medicine, 111*, 1-9.

Katon, W. J., & Ciechanowski, P. (2002). Impact of major depression on chronic medical illness. *Journal of Psychosomatic Research, 53*, 859-863.

Katon, W. J., Rutter, C., Simon, G., Lin, E. H., Ludman, E., Ciechanowski, P., et al. (2005). The association of comorbid depression with mortality in patients with type 2 diabetes. *Diabetes Care, 28*, 2668-2670.

Katon, W. J., Simon, G., Russo, J., Von Korff, M., Lin, E. H., Ludman, E., et al. (2004). Quality of depression care in a population-based sample of patients with diabetes and major depression. *Medical Care, 42*, 1222-1229.

Katon, W. J., & Sullivan, M. D. (1990). Depression and chronic medical illness. *Juvenile Clinical Psychiatry, 51*, 3-14.

Kearney, P., Whelton, M., Reynolds, K., Muntner, P., & Whelton, J. (2005). Global burden of hypertension : Analysis of worldwide data. *Lancet, 365*, 217-223.

Kim, W. R. (2002). The burden of hepatitis C in the United States. *Hepatology, 36*, S30-S34.

Knott, A., Dieperink, E., Willenbring, M. L., Heit, S., Durfee, J. M., Wingert, M., et al. (2006). Integrated psychiatric/medical care in a chronic hepatitis C clinic : Effect on antiviral treatment evaluation and outcomes. *American Journal of Gastroenterology, 101*, 2254-2262.

Kraus, M. R., Schafer, A., Csef, H., Scheurlen, M., & Faller, H. (2000). Emotional state, coping styles, and somatic variables in patients with chronic hepatitis C. *Psychosomatics, 41*, 377-378.

Ladwig, K., Kieser, M., Konig, J., Breithardt, G., & Borggrefe, M. (1991). Affective disorders and survival after acute MI. *European Heart Journal, 12*, 959-964.

Lavoie, K. L., Bacon, S. L., Barone, S., Cartier, A., Ditto, B., & Labrecque, M. (2006). What is worse for asthma control and quality of life : Depressive disorders, anxiety disorders, or both? *Chest, 130*, 1039-1047.

Lebovits, A. H., Strain, J. J., Schleifer, S. J., Tanaka, J. S., Bhardwaj, S., & Messe, M. R. (1990). Patient noncompliance with self-administered chemotherapy. *Cancer, 65*, 17-22.

Lett, H. S., Blumenthal, J. A., Babyak, M. A., Sherwood, A., Strauman, T., Robins, C., et al. (2004). Depression as a risk factor for coronary artery disease : Evidence, mechanisms, and treatment. *Psychosomatic Medicine, 66*, 305-315.

Linehan, M. (1993). *Skills training manual for treating borderline personality disorder.* New York : Guilford Press.

Lustman, P. J., Griffith, L. S., Freedland, K. E., Kissel, S. S., & Clouse, R. E. (1998). Cognitive behavior therapy for depression in type 2 diabetes mellitus. *Annals of Internal Medicine, 129*, 613-621.

Mannino, D. M., Homa, D. M., Akinbami, L. J., Ford, E. S., & Redd, S. C. (2002). Chronic obstructive pulmonary disease surveillance—United States, 1971-2000. *Morbidity and Mortality Weekly Report, 51*, 1-16.

McDermott, M. M., Schmitt, B., & Walner, E. (1997). Impact of medication nonadherence on coronary heart disease outcomes : A critical review. *Archives of Internal Medicine, 157*, 1921-1929.

McLean, P. D., & Hakstian, A. R. (1990). Relative endurance of unipolar depression treatment effects : Longitudinal follow-up. *Journal of Consulting and Clinical Psychology, 58*, 482-488.

Miller, W. R., & Rollnick, S. (1991). *Motivational interviewing : Preparing people to change addictive behavior*. New York : Guilford Press.

Morris, P. L., Robinson, R. G., Andrzejewski, P., Samuels, J., & Price, T. R. (1993). Association of depression with 10-year poststroke mortality. *American Juvenile Psychiatry, 150*, 124-129.

Nathan, D. M. (1996). The pathophysiology of diabetic complications : How much does the glucose hypothesis explain? *Annals of Internal Medicine, 124*, 86-89.

National Institute of Mental Health. (1985). CGI : Clinical Global Impression Scale—NIMH. *Psychopharmacology Bulletin, 21*, 839-844.

Nezu, A. M., Nezu, C. M., Friedman, S. H., Faddis, S., & Houts, P. S. (1998). *Helping cancer patients cope : A problem-solving approach*. Washington, DC : American Psychological Association.

Nezu, A. M., Nezu, C. M., Friedman, S. H., Houts, P. S., & Faddis, S. (1997). Project Genesis. Unpublished application.

Nezu, A. M., & Perri, M. G. (1989). Social problem-solving therapy for unipolar depression : An initial dismantling investigation. *Journal of Consulting and Clinical Psychology, 57*, 408-413.

Ohkubo, Y., Hiskikawa, H., Araki, E., Miyata, T., Isami, S., Motoyoshi, S., et al. (1995). Intensive insulin therapy prevents the progression of diabetic microvascular complications in Japanese patients with non-insulindependent diabetes mellitus : A randomized prospective 6-year study. *Diabetes Research and Clinical Practice, 28*, 103-117.

Olatunji, B. O, Mimiaga, M. J., O'Clereigh, C., & Safren, S. A. (2006). Review of treatment studies of depression in HIV. *Topics in HIV Medicine, 14*, 112-124.

Ost, L. (n.d.). *Applied relaxation : Manual for a behavioral coping technique*. Unpublished manuscript, Stockholm University.

Otto, M. (2000). Stories and metaphors in cognitive-behavior therapy. *Cognitive and Behavioral Practice, 7*, 166-172.

Otto, M., Reilly-Harrington, N., Kogan, J. L., Henin, A., & Knauz, R. O. (2000). Treatment of bipolar disorder : A cognitive-behavioral manual. Unpublished manuscript.

Otto, M. W., Jones, J. C., Craske, M. G., & Barlow, D. H. (1996). Stopping anxiety medication : Panic control therapy for benzodiazepine discontinuation. Therapist guide. San Antonio, TX : Psychological Corporation.

Otto, M. W., Pava, J., & Sprich-Buckminster, S. (1996). Treatment of major depression : Application and efficacy of cognitive-behavioral therapy. In M. H. Pollack, M. W. Otto, & J. F. Rosenbaum (Eds.), *Challenges in clinical practice : Pharmacologic and psychosocial strategies*. New York : Guilford Press.

Paterson, D. L., Swindells, S., Mohr, J., Vergis, E. N., Squire, C., Wagener, M. M., et al. (2000). Adherence to protease inhibitor therapy and outcomes in patients with HIV infection. *Annals of Internal Medicine, 133*, 21-30.

Paykel, E. S., Scott, J., Teasdale, J. D., Johnson, A. L., Garland, A., Moore, R., et al. (1999). Prevention of relapse in residual depression by cognitive therapy : A controlled trial. *Archives of General Psychiatry, 56*, 829-835.

Persons, J. (1989). *Cognitive therapy in practice : A case formulation approach*. New York : Norton.

Perz, J. F., Farrington, L. A., & Pecoraro, C. (2004, September—October). *Estimated global prevalence of hepatitis C virus infection*. Paper presented at the annual meeting of the Infectious Diseases Society of America, Boston.

Piette, J. D., Heisler, M., & Wagner, T. H. (2004). Problems paying out-ofpocket medication costs among older adults with diabetes. *Diabetes Care, 27*, 384-391.

Pirl, W. F., & Roth, A. J. (1999). Diagnosis and treatment of depression in cancer patients. *Oncology, 13*, 1293-1301.

Rabkin, J. G. (1996). Prevalence of psychiatric disorders in HIV illness. *International Review of Psychiatry, 8*, 157-166.

Reichard, P., Nilsson, B. Y., & Rosenqvist, V. (1993). The effect of long-term intensified insulin treatment on the development of microvascular complications of diabetes mellitus. *New England Journal of Medicine, 329*, 304-309.

Rieckmann, N., Gerin, W., Kronish, I. M., Burg, M. M., Chaplin, W. F., Kong, G., et al. (2006). Course of depressive symptoms and medication adherence after acute coronary syndromes. *Journal of American College of Cardiology, 48*, 2218-2222.

Robinson, L. A., Berman, J. S., & Neimeyer, R. A. (1990). Psychotherapy for the treatment of depression : A comprehensive review of controlled outcome research. *Psychological Bulletin, 108*, 30-49.

Rodin, G. M., Nolan, R. P., & Katz, M. R. (2005). Depression. In J. L. Levenson (Ed.), *Textbook of psychosomatic medicine* (pp.193-217). Washington, DC : American Psychiatric..

Rubin, R. R. (2005). Adherence to pharmacologic therapy in patients with type 2 diabetes mellitus. *The American Journal of Medicine, 118*, 27S-34S.

Rubin, R. R., & Peyrot, M. (1999). Quality of life and diabetes. *Diabetes Metabolic Research Review, 15*, 205-218.

Rubin, R. R., & Peyrot, M. (2001). Psychological issues and treatments for people with diabetes. *Journal of Clinical Psychology, 57*, 457-478.

Sadock, B. J., & Sadock, V. A. (2003). *Kaplan and Sadock's Synopsis of psychiatry : Behavioral sciences/clinical psychiatry* (9th ed.). New York : Lippincott Williams & Wilkins.

Safren, S. A., Hendriksen, E. S., Mayer, K. H., Mimiaga, M. J., Pickard, R., & Otto, M. W. (2004). Cognitive behavioral therapy for HIV medication adherence and depression. *Cognitive and Behavioral Practice, 11*, 415-423.

Safren, S. A., Knauz, R. O., O'Cleirigh, C., Lerner, J., Greer, J., Harwood, M., Tan, J., & Mayer, K. H. (2006, March). CBT for HIV medication adherence and depression : Process and outcome at posttreatment and three-month crossover. Paper presented as part of a symposium at the annual meeting of the Society of Behavioral Medicine, San Francisco, CA.

Safren, S. A., Otto, M. W., & Worth, J. (1999). Life-steps : Applying cognitive-behavioral therapy to patient adherence to HIV medication treatment. *Cognitive and Behavioral Practice, 6*, 332-341.

Safren, S. A., Otto, M. W., Worth, J., Salomon, E., Johnson, W., Mayer, K., et al. (2001). Two strategies to increase adherence to HIV antiretroviral medication : Life-steps and medication monitoring. *Behavioural Research and Therapy, 39*, 1151-1162.

Schectman, J. M., Nadkarni, M. M., & Voss, J. D. (2002). The association between diabetes metabolic control and drug adherence in an indigent population. *Diabetes Care, 25*, 15-21.

Schleifer, S. J., Macara-Hinson, M. M., Coyle, D. A., Slater, W. R., Kahn, M., Gorlin, R., et al. (1989). The nature and course of depression following myocardial infarction. *Archives of Internal Medicine, 149*, 1785-1789.

Silverstone, P. H. (1990). Changes in depression scores following lifethreatening illness. *Journal of Psychosomatic Research, 34*, 659-663.

Simoni, J. M., Frick, P. A., Lockhart, D., & Liebovitz, D. (2002). Mediators of social support and antiretroviral adherence among an indigent population in New York City. *AIDS Patient Care and STDs, 16*, 431-439.

Simons, A. D., Murphy, G. E., Levine, J. L., & Wetzel, R. D. (1986). Cognitive therapy and pharmacotherapy for depression : Sustained improvement over one year. *Archives of General Psychiatry, 43*, 43-48.

Singh, N., Squier, C., Sivek, C., Wagener, M., Nguyen, M. H., & Yu, V. L. (1996). Determinants of compliance with antiretroviral therapy in patients with human immunodeficiency virus : Prospective assessment with implications for enhancing compliance. *AIDS Care, 10*, 1033-1039.

Smith, A., Krishnan, J. A., Bilderback, A., Reikert, K. A., Rand, C. S., & Bartlett, S. J. (2006). Depressive symptoms and adherence to asthma therapy after hospital discharge. *Chest, 130*, 1034-1038.

Smith, W. B. (1987). Biofeedback and relaxation training : The effect on headache and associated symptoms. *Headache, 27*, 511-514.

Soroudi, N., Perez, G. K., Gonzalez, J. S., Greer, J. A., Pollack, M. H., Otto, M. W., et al. (2008). CBT for medication adherence and depression (CBT-AD) in HIV-infected patients receiving methadone maintenance therapy. *Cognitive and Behavioral Practice.*

Spiegel, D., & Giese-Davis, J. (2003). Depression and cancer : Mechanisms and disease progression. *Biological Psychiatry, 54*, 269-282.

Strader, D. B., Wright, T., Thomas, D. L., & Seeff, L. B. (2004). AASLD practice guideline : Diagnosis, management, and treatment of hepatitis C. *Hepatology, 39*, 1147-1171.

Teasdale, J. D., Segal, Z. V., Williams, J. M., Ridgeway, V. A., Soulsby, J. M., & Lau, M. A. (2000). Prevention of relapse/recurrence in major depression by mindfulness-based cognitive therapy. *Journal of Consulting and Clinical Psychology, 68*, 615-623.

Turner, J. A., & Chapman, C. R. (1982). Psychological interventions for chronic pain : A critical review. I. Relaxation and biofeedback. *Pain, 12*, 1-21.

Turner, R., Cull, C., & Holman, R. (1996). United Kingdom Prospective Diabetes Study 17 : A 9-year update of a randomized, controlled trial on the effect of improved metabolic control on complications in noninsulin-dependent diabetes mellitus. *Annals of Internal Medicine, 124*, 136-145.

Valente, S. M., Saunders, J. M., & Cohen, M. Z. (1994). Evaluating depression among patients with cancer. *Cancer Practice, 2*, 67-71.

Van Melle, J. P., de Jonge, P., Spijkerman, T. A., Tijssen, J. G. P., Ormel, J., van Veldhuisen, D. J., et al. (2004). Prognostic association of depression following myocardial infarction with mortality and cardiovascular events : A meta-analysis. *Psychosomatic Medicine, 66*, 814-822.

Wang, P. S., Bohn, R. L., Knight, E., Glynn, R. J., Mogun, H., & Avorn, J. (2002). Noncompliance with antihypertensive medications : The impact of depressive symptoms and psychosocial factors. *Journal of General Internal Medicine, 17*, 504-511.

Waterhouse, D. M., Calzone, K. A., Mele, C., & Brenner, D. E. (1993). Adherence to oral tamoxifen : A comparison of patient self-report, pill counts, and microelectronic monitoring. *Journal of Clinical Oncology, 11*, 2457-2458.

Weiss, K., & Sullivan, S. (2001). The health economics of asthma and rhinitis : I. Assessing the economic impact? *Journal of Allergy and Clinical Immunology, 107*, 3-8.

Weissman, M. M. (2005). *Mastering depression through interpersonal psychotherapy : Patient workbook*. New York : Oxford University Press.

Wells, K. B., Rogers, W., Burnam, A., Greenfield, S., & Ware, J. E., Jr. (1991). How the medical comorbidity of depressed patients differs across health care settings : Results from the Medical Outcomes Study. *American Juvenile Psychiatry, 148*, 1688-1696.

Williams, J. W., Katon, W., Lin, E. H., Noel, P. H., Worchel, J., Cornell, J., et al. (2004). The effectiveness of depression care management on diabetes-related outcomes in older patients. *Annals of Internal Medicine, 140*, 1015-1024.

Ziegelstein, R. C., Fauerbach, J. A., Stevens, S. S., Romanelli, J., Richter, D. P., & Bush, D. E. (2000). Patients with depression are less likely to follow recommendations to reduce cardiac risk during recovery from a myocardial infarction. *Archives of Internal Medicine, 160*, 1818-1823.

索 引

欧 文

● A
acquired immunodeficiency syndrome；AIDS　19, 21

● C
CD4 細胞　20
Center for Epidemiologic Studies Depression Scale；CES-D　16, 40
clinical global impression；CGI　12
cognitive-behavioral therapy for adherence and depression；CBT-AD　1, 11, 14, 23, 29, 59
cognitive-behavioral therapy；CBT　2
C 型肝炎　34
C 型肝炎ウイルス　34

● D
Diagnosis and Statistical Manual of Mental Disorders, 4th Edition；DSM-IV-TR　5

● H
HbA1c　25
hepatitis C virus；HCV　34
highly active antiretroviral therapy；HAART　19, 21, 22
HIV 感染症　2, 19, 21
human-immunodeficiency virus；HIV　2, 20

● I
interpersonal psychotherapy；IPT　15

● T
T 細胞　20

和 文

● あ
アジェンダ　2
アジェンダ設定　39, 50
アドヒアランス　1, 2, 19, 23, 27
アドヒアランスとうつのための認知行動療法　1
アドヒアランス目標用紙　66, 67

● い
1 型糖尿病　25
インスリン　24

● う
ウイルス負荷　20
うつの認知行動（CBT）モデル　44, 45
運動療法　28

● え
疫学研究所版うつ尺度　16

● か
回復の過程　82
活動計画　29, 87
活動リスト　87, 90
がん　2, 36
考え方のくせ　99, 106
考え方のくせリスト　100
冠(状)動脈疾患　31

● き
気分循環症　7
気分変調性障害　7
逆戻り　145

● け
軽躁エピソード　5
血糖　25
ケトアシドーシス　26

● こ
抗 HIV 治療　11, 22
高活性抗レトロウイルス療法　19

索引

高血圧　30
構造化臨床面接　12
後天性免疫不全症候群　19
行動的側面　43
行動的要素　85
合理的反応　114
抗レトロウイルス薬　10
コーチング　111
コルチゾール　3

● さ
再発　145

● し
思考記録表　104, 105, 116, 117
自己測定　28
下向き矢印法　118
自動思考　97, 103, 104, 118
週間アドヒアランスチェック用紙　41, 42
週間活動記録表　88, 93
症状とスキルのチャート　147
食事療法　28
身体的側面　43
進捗状況記録表　52, 53
心理教育　2

● す
ステップ　121, 124

● せ
精神疾患の分類と診断の手引　5
セルフケア行動　28
漸進的筋弛緩法　131, 135
喘息　32

● そ
双極Ⅰ型　7
双極Ⅱ型　7
双極スペクトラム障害　7

躁病エピソード　5

● た
大うつ病性障害　5
対人関係療法　15
耐性　21

● ち
中核信念　118
治療計画　77
治療ツール　143

● つ
追加セッション　146

● て
デメリット　49

● と
動機づけ練習　49, 50
糖尿病　2, 24

● に
2型糖尿病　13, 25
認知行動療法　1, 2
認知再構成　95, 97, 98, 99, 109
認知的回避　121
認知的側面　43

● は
ハミルトンうつ病評価尺度　12

● ひ
ヒト免疫不全ウイルス　2
非盲検化症例シリーズ研究　8

● ふ
腹式呼吸　131, 134

161

● へ
ペース 86, 89
ベースライン 10
ヘモグロビンA1c 25
ヘルスケアシステム 4

● ほ
ホームワーク 51
ホームワーク得点記録表 54

● む
無作為化比較試験 8, 9

● め
メサドン維持療法 11, 13
メリット 49
メンテナンス 145

● も
目的法 69

モニター 51
問題解決 123, 124
問題解決用紙 125, 126

● ゆ
有効性 22
有用性 22, 142, 143

● よ
よくある問題 146

● ら
ライフステップ 57, 59, 70

● り
リラクセーション法 131, 135
臨床全般印象度 12

● わ
ワークブック 1, 17

原著者紹介

Dr. Steven Safren

　ハーバード医科大学心理学科准教授およびマサチューセッツ総合病院（Massachusetts General Hospital；MGH）行動医学科長。MGH の臨床心理学インターンシップの認知行動コースと行動医学訓練コースの責任者，フェンウェイ・コミュニティ・ヘルスの研究員も務める。オールバニーにあるニューヨーク州立大学にて，1998 年に臨床心理学の博士号を取得。その後 MGH およびハーバード医科大学においてインターンシップと博士研究員を務めた。専門書の著作は 75 冊以上。アメリカ国立衛生研究所（National Institutes of Health；NIH）からいくつかの資金を得て，HIV 感染症とうつを抱えた患者を対象とした CBT-AD の二つの研究，糖尿病とうつを抱えた患者を対象とした一つの研究を含む，認知行動的な介入の開発と評価を行っている。NIH の資金を得て行った研究にはほかに，成人の ADHD に対する認知行動療法の研究がある。NIH の研究部門において，AIDS/HIV 感染症の行動的側面に関する研究助成の常任審査委員を務める。

Dr. Jeffrey S. Gonzalez

　MGH 心理部門の臨床助手およびハーバード医科大学心理学科講師。マイアミ大学において臨床心理学（健康心理学を専門とする）の博士号を取得。MGH およびハーバード医科大学においてインターンシップと博士研究員を務めた。2006 年，国際行動医学会（International Society of Behavioral Medicine；ISBM）から若手研究者賞を受賞。HIV 感染症，糖尿病，がんの研究における行動医学的アプローチに関する 20 冊以上の専門著書がある。現在は，NIH 助成による糖尿病とうつを抱える患者に対する CBT-AD の有効性を評価する研究の共同主任研究者と企画責任者を務める。また，糖尿病とうつを抱える患者に対する CBT-AD，うつと HIV 感染症を抱える患者に対する CBT-AD の臨床試験にプロトコル治療者として携わる。慢性的に医療が必要な状態にあるクライエントに対する行動医学的介入と，気分障害や不安障害の治療に対する認知行動療法のアプローチを専門とする認定心理士である。

Dr. Nafisseh Soroudi

　MGH 精神科の臨床特別研究員。イェシーヴァー大学ファーコーフ大学院心理学研究科において臨床健康心理学の博士号を取得。インターンシップをモンテフィオーレ医療センターで行い，MGH およびハーバード医科大学において博士研究員として従事。HIV 感染症，肥満，糖尿病に対する行動医学的アプローチに関する 6 冊の専門著書がある。現在は，国立薬物乱用研究所（National Institute of Drug Abuse；NIDA）の助成による，HIV 感染症を患いメサドン療法中の患者に対する CBT-AD の効果を評定する研究の責任者とプトロコル治療者を務める。臨床的においては，慢性的に医療が必要な状態にあるクライエントやカップルに対する行動医学的な介入と，気分や不安障害に対する認知行動療法のアプローチを専門としている。

(Authors' note) この治療は，Dr. Safren らに贈られた NIH の助成により開発されました。受けた助成は次のとおりです：アメリカ国立精神衛生研究所（National Institute of Mental Health；NIMH）による MH066660(Safren)，MH078571(Safren & Gonzalez)，NIDA による DA018603(Safren)。

訳者一覧

監　訳

堀越　勝　　国立精神・神経医療研究センター認知行動療法センター　センター長
安藤　哲也　　国立精神・神経医療研究センター精神保健研究所心身医学研究部ストレス研究室長

翻　訳（執筆順）

樫村　正美　　日本医科大学医療心理学教室
細越　寛樹　　畿央大学教育学部
新明　一星　　国立精神・神経医療研究センター認知行動療法センター
大江　悠樹　　国立精神・神経医療研究センター認知行動療法センター
河村　寛子　　国立精神・神経医療研究センター認知行動療法センター
岩佐　和典　　就実大学教育学部
蟹江　絢子　　国立精神・神経医療研究センター精神リハビリテーション部
福森　崇貴　　徳島大学大学院ソシオ・アーツ・アンド・サイエンス研究部
髙岸　百合子　　駿河台大学心理学部

- JCOPY 〈(社)出版者著作権管理機構 委託出版物〉
  本書の無断複写は著作権法上での例外を除き禁じられています．複写される場合は，そのつど事前に，(社)出版者著作権管理機構（電話 03-3513-6969，FAX03-3513-6979，e-mail：info@jcopy.or.jp）の許諾を得てください．
- 本書を無断で複製（複写・スキャン・デジタルデータ化を含みます）する行為は，著作権法上での限られた例外（「私的使用のための複製」など）を除き禁じられています．大学・病院・企業などにおいて内部的に業務上使用する目的で上記行為を行うことも，私的使用には該当せず違法です．また，私的使用のためであっても，代行業者等の第三者に依頼して上記行為を行うことは違法です．

慢性疾患の認知行動療法
アドヒアランスとうつへのアプローチ　セラピストガイド　　ISBN978-4-7878-2158-0

2015年6月30日　初版第1刷発行

原 著 者	Steven A. Safren, Jeffrey S. Gonzalez, Nafisseh Soroudi	
監　　訳	堀越　勝，安藤哲也	
発 行 者	藤実彰一	
発 行 所	株式会社　診断と治療社	
	〒100-0014　東京都千代田区永田町 2-14-2　山王グランドビル4階	
	TEL：03-3580-2750（編集）　03-3580-2770（営業）	
	FAX：03-3580-2776	
	E-mail：hen@shindan.co.jp（編集）	
	eigyobu@shindan.co.jp（営業）	
	URL：http://www.shindan.co.jp/	
装　　丁	保田　薫（Hillbilly graphic）	
印刷・製本	三報社印刷株式会社	

[検印省略]

©Masaru HORIKOSHI, 2015. Printed in Japan.
乱丁・落丁の場合はお取り替えいたします．